小儿先天性心脏病超声规范化检查指导手册

主　编　贺新建

副主编　陈娇阳　赵　宁　张　帅

编　者（以姓氏笔画为序）
　　　　任　哲　张　帅　张会欣
　　　　陈娇阳　赵　宁　贺新建

U0212509

人民卫生出版社
·北京·

图书在版编目（CIP）数据

小儿先天性心脏病超声规范化检查指导手册/贺新建主编. —北京：人民卫生出版社，2021.1（2022.10 重印）
ISBN 978-7-117-31202-8

Ⅰ.①小… Ⅱ.①贺… Ⅲ.①胎儿疾病-先天性心脏病-超声波诊断-手册 Ⅳ.①R714.530.4-62

中国版本图书馆 CIP 数据核字（2021）第 018681 号

人卫智网 **www.ipmph.com**	医学教育、学术、考试、健康，购书智慧智能综合服务平台	
人卫官网 **www.pmph.com**	人卫官方资讯发布平台	

小儿先天性心脏病超声规范化检查指导手册

Xiao'er Xiantianxing Xinzangbing Chaosheng
Guifanhua Jiancha Zhidao Shouce

主　　编：贺新建
出版发行：人民卫生出版社（中继线 010-59780011）
地　　址：北京市朝阳区潘家园南里 19 号
邮　　编：100021
E - mail：pmph @ pmph.com
购书热线：010-59787592　010-59787584　010-65264830
印　　刷：北京顶佳世纪印刷有限公司
经　　销：新华书店
开　　本：787×1092　1/32　印张：6
字　　数：104 千字
版　　次：2021 年 1 月第 1 版
印　　次：2022 年 10 月第 2 次印刷
标准书号：ISBN 978-7-117-31202-8
定　　价：55.00 元

打击盗版举报电话：010-59787491　**E-mail**：WQ @pmph.com
质量问题联系电话：010-59787234　**E-mail**：zhiliang @pmph.com

序 言

超声心动图是诊断小儿先天性心脏病的首选影像学检查方法，为大多数心脏畸形的无创性确切评估提供了可能。同时，在新生儿科和重症监护医学领域，超声心动图对危重患儿的病情评估也起着重要作用。

河北省儿童医院超声科同道们在贺新建主任的带领下，在承担抗击新冠肺炎疫情的繁重临床工作的同时，还完成了《小儿先天性心脏病超声规范化检查指导手册》一书的编撰工作。全书共分为三个章节：小儿心脏超声检查基本思路及原则、小儿超声心动图检查常用切面、新生儿先天性心脏病筛查流程。涵盖了诊断思路、具体切面、筛查流程等实际工作中的各个环节。全书以常规切面常见先天性心脏病病种为主，并以特殊切面罕见病例为补充，既涵盖了对常规切面、常见病种成熟诊断的总结，也囊括了特殊切面罕见病种独有的工作经验的总结与见解，同时对新生儿先心病的筛查流程及"双指标"法进行了补充阐述。内容简明扼要、循序渐进、通俗易懂、实用性强，使读者能够轻松掌握新生儿及小儿先天性心脏病的超声筛查诊断思路及检查手法。

专业队伍的建设是学科发展的重要支柱，河北省胎儿先天性心脏病超声诊断中心始建于2011年，董凤群与贺新建教授先后任中心主任。近十年来，中心的全体医护人员在省卫生健康委员会和医院领导的扶持下，为河北省乃至全国的胎儿以及小儿的先天性心脏病的超声筛查作出了重要贡献。中心的全体医护人员为自己能奉献微薄之力甚感欣慰。

胎儿和小儿超声心动图是一项专业性很强的技术，需要严格的理论培训和临床实践才能掌握。"纸上得来终觉浅，绝知此事要躬行"，从书本上得来的知识，毕竟是不够完善的，如果想要深入理解其中的道理，必须要亲自实践才行。希望本书能成为读者熟悉和掌握小儿超声心动图规范化检查的有益助手。

李治安
庚子年秋教师节于北京

前　　言

我国最新出生缺陷防治报告显示,先天性心脏病(congenitalheart disease,CHD)发病率为6‰~10‰,每年新增先天性心脏病患儿18万~22万,该病已跃居出生缺陷第一位。河北省新生儿先天性心脏病罹患率更高达15.2‰,其中1/4~1/3为重症型,是婴幼儿死亡的主要原因,严重危害儿童生命健康和生活质量,给家庭和社会造成巨大的精神负担和经济负担。近期在国家卫生健康委员会妇幼健康司儿童卫生处的引领和倡导下,"双指标"法新生儿CHD筛查项目已在全国各省份全面推行,体现出国家层面对CHD诊治工作的重视。

对于"双指标"法筛查阳性可疑CHD患儿,超声心动图是确诊的首选方法。目前我省各级医院超声科医师在新生儿CHD的超声筛查工作中,技术水平参差不齐、标准不统一,亟需一本标准化、规范化、便于掌握的心脏超声诊断培训教材,来指导和推进新生儿CHD筛查及诊断工作的大规模开展。本教材以此为初心,依托河北省儿童医院先天性心脏病诊疗中心的优势,参考权威论著、论文、指南,结合大量临床实践经验,精心编撰而成。

本书作为临床实际工作的指导教材,适用于从事新生儿、小儿 CHD 筛查及诊断工作的广大超声医师。

本书内容虽较精练,但写作历经两年时间,编者为河北省儿童医院超声诊断科医师团队,所有编者均以负责的精神、严谨的态度对待此项工作,付出大量时间及心血,为本书的编撰提供了丰富的优质病例及图片。写作过程中,人民卫生出版社及编者单位的领导给予热情的支持和鼓励,编者们的家人更是竭尽全力支持这项工作。在此一并表示诚挚的谢意!

由于编者能力所限,书中不当及认识偏差之处,希望得到读者、同行及专家的指点和赐教,以使本书更趋完善。

贺新建
2020 年 12 月于石家庄

目　　录

第一章

小儿心脏超声检查基本思路及原则

第一节　小儿心脏超声检查对象及基本思路

一、小儿心脏检查对象

小儿心脏检查对象包括：①产前超声发现胎儿心脏异常者；②产前超声可疑心脏异常或需动态追踪者；③产前或产后发现心外其他系统先天畸形者；④早产儿；⑤出生后有发绀、心脏杂音、呼吸窘迫综合征等的患儿；⑥新生儿"双指标"检查（心脏听诊和经皮脉搏血氧饱和度）阳性者或其他检查提示心脏异常者；⑦亲属患先天性心脏病（以下简称"先心病"）者；⑧可疑或确诊染色体畸形者；⑨患其他系统疾病易累及心脏者。

二、小儿超声心动图检查的适应证分类概述

1. 先天性心脏病（congenital heart disease，

CHD) 是最常见的适应证,对了解患儿病史、症状和体征至关重要。小儿超声心动图检查的CHD适应证较为广泛,包括发绀、发育迟缓、运动引发的胸前区疼痛、昏厥、呼吸窘迫、心脏杂音、充血性心衰、脉搏异常或心脏增大等,这些指征可能提示不同种类的结构性CHD:①心内左向右或右向左分流性CHD;②左、右心室流出道梗阻性病变;③瓣膜反流性病变;④圆锥动脉干畸形(法洛四联症、右心室双出口、永存动脉干、完全型大动脉转位和矫正型大动脉转位等);⑤体静脉或肺静脉连接异常;⑥冠状动脉异常(冠状动脉起源异常及冠状动脉瘘等);⑦其他复杂畸形:内脏异位、心房异构、单心房、单心室等;⑧基因遗传综合征,或有遗传性心脏病家族史,以及已知与CHD有关的心脏以外的异常现象等临床指征;⑨经其他检查,如胎儿超声心动图、胸部放射线检查、心电图以及染色体分析等,提示或拟诊断为CHD的患儿。

2. 后天获得性心脏病　包括:①川崎病;②感染性心内膜炎;③继发性心肌病;④风湿热及心肌炎;⑤系统性红斑狼疮心肌炎;⑥心包炎;⑦人类免疫缺陷病毒(human immunodeficiency virus, HIV)感染;⑧服用过有心脏毒性药物的患儿。

3. 心律失常的患儿　具有心律失常的小儿有可能患有潜在的结构性心脏病,包括心房异构、房室间隔缺损、矫正型大动脉转位、三尖瓣下移畸形等。心律失常可导致心脏增大，瓣膜反流甚至心力衰竭等。

　　4. 其他　①原因不明的肺动脉高压；②原发性心肌病；③血栓栓塞疾病；④导管留置；⑤败血症；⑥上腔静脉综合征等；⑦心、肺移植患儿（供体儿及受体儿）。

三、小儿超声心动图检查仪器设备要求及检查室的设置

　　用于小儿超声心动图检查的超声仪器应该包括 M 型、二维、彩色多普勒血流成像（color Doppler flow imaging，CDFI）、频谱多普勒（pulsed wave Doppler and continuous wave Doppler，PW 和 CW）等功能。探头应该能够满足不同年龄段的患儿所需的深度范围。因此应配备多个不同频率的超声波探头，从低频（2 ~ 2.5MHz）到高频（>7.5MHz），也可选用一个含有上述频率范围的宽频探头。每个小儿超声心动图检查室都需要考虑到儿科患者使用镇静药物的可能性，以确保患儿的检查质量。对儿童使用镇静剂时，书面材料应至少包括以下内容：镇静的类型、不同年龄/体重的患儿所需的剂量，以及在超声检查过程中和检查后如何监护患儿等。每个小儿超声心动图室都应有处理患儿紧急状况的相关书面条文以供随时查阅，还应备有心脏骤停抢救装置以及其他应急设备，以供各种体重的患儿在出现紧急情况时使用。对于危重症

患儿,应有临床医师跟随。

四、小儿心脏超声心动图检查基本思路及原则

　　小儿心脏检查有其自身的特点,检查内容及侧重点不同于成人心脏,其重点在于发现先天性心脏病,做到早期明确诊断,正确评估预后,及时干预治疗。尤其对于复杂型先天性心脏病,早发现、早治疗对于患儿预后非常重要。

　　(一) 小儿先天性心脏病检查思路及原则

　　1. 遵循先天性心脏病的系统诊断法(分段诊断法)　即心房、心室、大动脉的辨别及连接关系判定。在小儿心脏检查过程中,应将心脏分段诊断法作为核心思想贯穿始终。

　　2. 四个透声窗系列切面相结合原则　四个透声窗(图 1-1-1):剑突下透声窗,心区透声窗,胸骨旁透声窗(包括左侧胸骨旁及右侧胸骨旁),胸骨上窝透声窗。四个透声窗均对应不同的切面及观察重点,只有四个透声窗均做

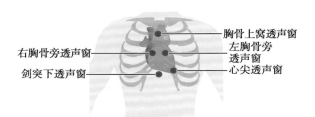

图 1-1-1　心脏检查的透声窗示意图

系列的扫查,才能对心脏及大血管的整体结构有全面的、系统的观察,做出精确诊断。

(贺新建)

第二节 先天性心脏病的超声系统诊断

先天性心脏病的系统诊断法(systematic diagnosis)又称为分段诊断法(segmental diagnosis),由美国 Van Praagh 教授等于 1964 年提出,基于心脏胚胎发育过程中血流从静脉到动脉的流向,将心脏与大血管划分为三个主要节段与两个连接,早年主要用于先天性心脏病的病理解剖学的诊断。近年实践表明,由于二维切面、彩色多普勒血流成像以及经食管超声等超声心动图技术的不断进步,先天性心脏病的系统诊断法在临床超声心动图诊断中得到了广泛的认可和应用。先天性心脏病的系统诊断法有助于分析判断心脏解剖结构的位置及空间关系。

从胚胎学角度,心脏至少分为 10 个节段:①静脉窦;②原始心房;③共同静脉;④房室管;⑤原始心室;⑥近端心球;⑦圆锥;⑧动脉干;⑨主动脉囊泡;⑩动脉弓。为便于临床诊断,心脏节段被简化为三个主要节段:①内脏心房位置(用于心房的定位);②心室袢用于心室的定位);③动脉干(用于确定心室与大动脉的关系)。如用解剖术语表达这三个心脏节段,则分别称为心房、心室、大动脉。除以上三个主要节段外,还有两个连接,即心房与心室及心室与大动脉的节段连接,称为房室管和圆锥部(解剖术语表述为房室瓣和动脉圆锥)。

综上所述,系统诊断法将心脏分为5个具有诊断意义的节段,这5个心脏节段按照静脉、动脉的顺序分别为心房、房室瓣、心室、动脉圆锥和大动脉。另外再加上心脏位置情况。

先天性心脏病的诊断实质是明确每一心脏节段的解剖后,确定各心脏节段之间的序列和连接方式。无论何种复杂的先天性心脏病,依据节段诊断法均可明确诊断。

一、心脏位置

根据心脏在人体内所处的位置不同,常将心脏分为胸腔外心脏和胸腔内心脏。

1. 胸腔外心脏指整个心脏或部分心脏位于胸腔之外(异位心)　常见的有四种类型:①颈型胸外心:心脏位于颈部,极为罕见;②胸型胸外心:心脏完全或部分位于胸腔之外,多伴有胸骨和心包缺如;③胸腹联合型:心脏部分位于胸腔内,部分位于腹腔内,患者常伴有胸骨、膈肌缺损,心包缺如,以及腹壁肌缺损;④腹腔型:心脏位于膈肌以下的腹腔内,多伴有膈肌与心包缺如。

2. 胸腔内心脏指心脏位于胸腔内　归纳

起来人体胸腔内心脏位置有三种基本类型:左位心、中位心、右位心。

根据心尖指向、心尖与胃的关系分为以下几种类型(心尖与胃不在一侧称旋心)

(1) 左位心

1) 正常左位心:心脏大部分位于左侧胸腔,心尖与胃同在左侧,心房正位,心室右祥,房室连接一致;

2) 左旋心:心脏大部分位于左侧胸腔,心尖与胃不在一侧,心尖指向左,通常情况下心房反位,心室左祥,房室连接一致;

3) 混合左位心:心脏大部分位于左侧胸腔,心尖指向左,房室连接不一致。

(2) 中位心

心脏大部分位于胸腔正中,心尖居中,左右基本对称,房室连接一致为中旋心,房室连接不一致为混合中位心。

(3) 右位心

1) 右旋心:心脏大部分位于右侧胸腔,心尖与胃不在一侧,心尖指向右,心房正位,心室右祥,房室连接一致;

2) 镜面右位心:心脏大部分位于右侧胸腔,心尖与胃同在右侧,心房反位,心室左祥,房室连接一致;

3) 混合右位心:心脏大部分位于右侧胸腔,心尖指向右侧,房室连接不一致。

Bharati 于 1996 年提出了心脏位置的分型示意图(图 1-2-1)。

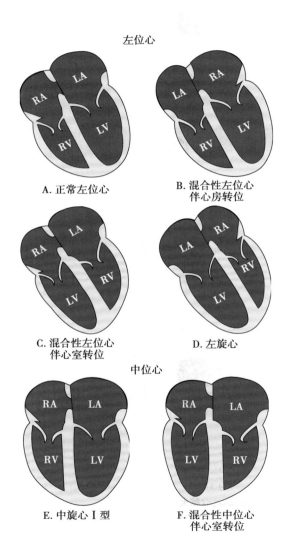

左位心

A. 正常左位心

B. 混合性左位心
伴心房转位

C. 混合性左位心
伴心室转位

D. 左旋心

中位心

E. 中旋心 I 型

F. 混合性中位心
伴心室转位

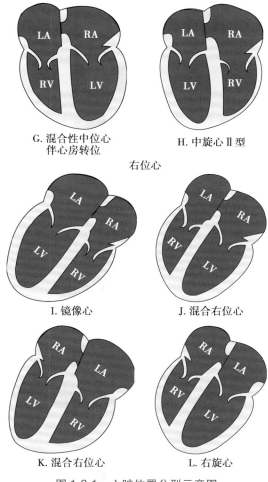

G. 混合性中位心
伴心房转位

H. 中旋心Ⅱ型

右位心

I. 镜像心

J. 混合右位心

K. 混合右位心

L. 右旋心

图 1-2-1　心脏位置分型示意图

A~D. 左位心,心脏大部分位于左侧胸腔,心尖指向左。
E~H. 中位心,心脏大部分位于胸腔正中,心尖居中。
I~L. 右位心,心脏大部分位于右侧胸腔,心尖指向右
　　LA:左心房;LV:左心室;RA:右心房;RV:右心室

以上所提到的心脏位置分型,是根据内脏位置、心脏在胸腔中的位置以及心尖的指向(心轴)、心房心室连接的一致性来综合判断后得出的。

二、心房位置的超声判定

判断心房位置与形态是超声心动图分节段诊断法的基础与切入点。区分形态学左、右心房的解剖标志是心耳的形态,左心耳呈管状或指状,形态狭长,右心耳呈锥状或宽大三角形。但通常通过超声心动图,特别是经胸超声心动图显示左、右心耳的形态结构存在一定困难,因此我们常通过以下几点来帮助判定。

1. 根据内脏位置来判定心房位置 左心房通常与脾胃相对应,右心房通常与肝相对应。

(1)心房正位时,内脏正常位:腹部器官位置正常,肝位于右上腹,胃和脾位于左上腹,腹主动脉和下腔静脉分别位于脊柱的左前方和右前方。

(2)心房反位时,内脏反位:腹部脏器位置反转,肝脏位于左上腹,胃和脾脏位于右上腹,腹主动脉和下腔静脉位置反转,胸腔脏器(左右肺)位置也反转,表现为正常的镜像。

(3)心房不定位时(右心房异构,左心房异构),内脏不定位:肝脏位置多居于中间,称为水平肝,亦可为左侧或右侧;胃可居中或偏右;脾多数出现异常,可为多脾(左心房异构)或无脾(右心房异构)(图 1-2-2)。

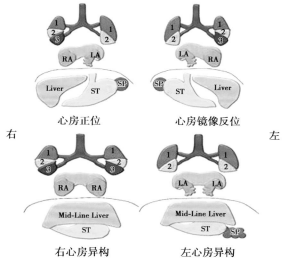

右　　　　　　　　　　　　　　　　左

图 1-2-2　心房位置

RA:右心房;LA:左心房;ST:胃;SP:脾;Liver:肝脏

2. 根据下腔静脉与腹主动脉的位置关系判定心房位置　左心房通常与腹主动脉相对应,右心房通常与下腔静脉相对应。超声心动图可在剑突下正中横切面观察。

（1）心房正位时,下腔静脉位于脊柱右前方,腹主动脉位于脊柱左前方。

（2）心房反位时,下腔静脉在脊柱左前方,腹主动脉在脊柱右前方。

（3）双侧右心房异构时,腹主动脉和下腔静脉位于脊柱同侧,下腔静脉位于腹主动脉的前方。双侧左心房异构时,下腔静脉和腹主动脉位于脊柱同侧,下腔静脉(或奇静脉)位于腹主动脉后方。左心房异构常见于多脾综合征，下腔静脉肝段缺如等(图 1-2-3)。

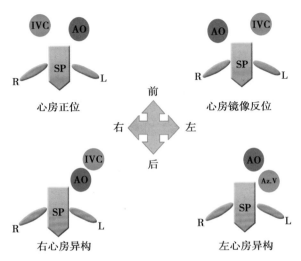

图 1-2-3　腹部横切面

腹主动脉与下腔静脉位置关系,确定心房位置

IVC:下腔静脉;AO:腹主动脉;SP:脊柱;Az.V:奇静脉

　3. 根据下腔静脉与心房的连接判定心房位置　根据下腔静脉与心房的连接方式来确定心房的位置是较为可靠的,因为心房连接的下腔静脉在解剖上总是单侧的,罕见双侧变异,即使发生下腔静脉阻断或下腔静脉转接时,肝上段下腔静脉还存在,也是与右心房连接。因此,肝上段下腔静脉的连接是确定右心房位置较为可靠的诊断标志。上腔静脉会存在双上腔静脉的解剖学变异。因此,不能依据上腔静脉与心

房的连接来确定心房的位置。

三、房室瓣与心室的超声判定

1. 心室襻的分类　心室襻是指原始心管在胚胎期急速生长被迫弯曲的过程。心脏心室襻可分为右襻（D-loop）、左襻（L-loop）和不定襻（X-loop）。正常情况下，原始心管向右扭曲，其结果右心室转至右前，左心室位于左后，这种形式的扭曲称为右襻（D-loop）。异常情况下，原始心管向左扭曲，使得右心室位于左心室的左侧，这种形式的扭曲称为左襻（L-loop）。不定襻（X-loop）包括单心室、十字交叉心。

2. 心室的超声判定　超声诊断中右心室及左心室的鉴别主要根据心室形状、房室瓣、腱索、乳头肌、调节束、肌小梁结构和流出道构成等几个方面来判断。

（1）心室形状（图 1-2-4，图 1-2-5）：右心室短轴图呈新月形，四腔心呈三角形；左心室短轴图呈圆形，四腔心呈椭圆形。但心室形状很大程度取决于心室的容量和压力，且心室转位及合并其他畸形时，心室形状更不确定。因此心室形状不是判定左右心室的可靠指标。

（2）房室瓣：与二尖瓣相连接的心室不论位置左右，均为左心室（即解剖左心室），与三尖瓣相连接的心室无论位置左右，均为右心室（即解剖右心室）。因此在判定与某一心腔相连的瓣膜为二尖瓣或三尖瓣后，相应的解剖心

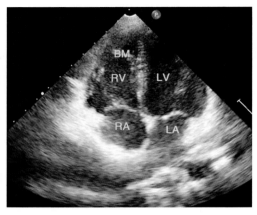

图 1-2-4　心尖四腔心切面判定心室形状

右心室呈三角形，左心室呈椭圆形，右心室可见调节束，三尖瓣隔瓣附着点较二尖瓣前瓣位置低

RV：右心室；LV：左心室；RA：右心房；LA：左心房；BM：调节束

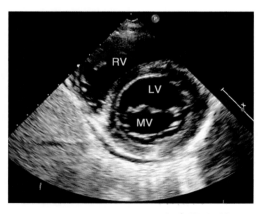

图 1-2-5　胸骨旁左心室短轴切面判定心室形状

右心室呈新月形，左心室短轴呈圆形，二尖瓣可见两个瓣叶，开放呈鱼口形

RV：右心室；LV：左心室；MV：二尖瓣

室可随之确定。可从以下几个方面综合判定房室瓣结构：①房室瓣在室间隔上的附着点（图1-2-4）：十字交叉处三尖瓣隔叶附着处位置较二尖瓣前叶位置稍低，二者间距约 0.5 ~ 1.0cm，三尖瓣隔叶较短，活动幅度小，二尖瓣前叶较长，活动幅度大。但当合并房室间隔缺损时，左右心房室瓣附着于同一水平，难以根据附着点来鉴别二尖瓣或三尖瓣；②房室瓣数目（图 1-2-5）：三尖瓣为三枚瓣叶，二尖瓣为两枚瓣叶。当合并房室间隔缺损等畸形时，房室瓣存在瓣叶裂或共同房室瓣，此时根据瓣叶数目鉴别二尖瓣或三尖瓣较困难；③房室瓣形状：二尖瓣开放呈鱼口形，关闭呈线形；三尖瓣开口比二尖瓣更圆，开放呈袖口征，关闭呈花瓣状。

（3）腱索：三尖瓣隔叶腱索连于室间隔的隔束上，较短，活动性较差；正常二尖瓣腱索从不与室间隔相连。

（4）乳头肌：左心室的两个乳头肌发自游离缘，两个乳头肌相距较近，四腔心切面可见前乳头肌位于左心室前侧壁，左心室长轴切面可见后乳头肌位于左心室后壁，在左心室短轴切面可见前后乳头肌分别位于 4~5 点及 7~8 点位置；右心室有一较大乳头肌发自心尖靠近室间隔附近。

（5）调节束：调节束系右心室内肌束，它从室间隔连于右心室游离壁，其作用是限制右心室的过度扩张，在四腔心切面上，调节束为位于近心尖 1/3 处一横行肌束，左心室无此结构，因此调节束为右心室的重要标志,也是心室判定的重要条件(见图1-2-4)。

(6) 肌小梁结构:右心室肌小梁粗大,内膜面粗糙不平;左心室内肌小梁细小,内膜面较光滑。

(7) 流出道构成:正常情况下二尖瓣构成左心室流出道侧壁,二尖瓣与半月瓣之间存在纤维连续性,其间无肌肉组织相隔;而正常的右心室流出道为一肌性管道,形如漏斗,三尖瓣不直接参与构成右心室流出道,肌肉组织将三尖瓣与半月瓣分隔开(图1-2-6,图1-2-7)。

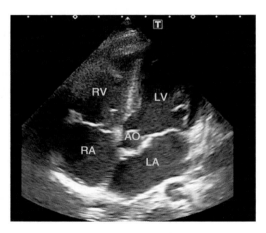

图1-2-6　左心室流出道超声图像

心尖五腔心切面,二尖瓣构成左心室流出道侧壁,二尖瓣与半月瓣之间存在纤维连续性,其间无肌肉组织相隔

RV:右心室;LV:左心室;LA:左心房;RA:右心房;AO:主动脉

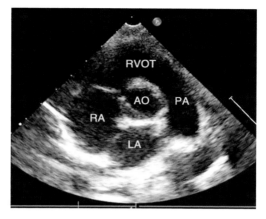

图 1-2-7 右心室流出道超声图像

右心室流出道为一肌性管道,形如漏斗,三尖瓣
不直接参与构成右心室流出道,肌肉组织将三
尖瓣与半月瓣分隔开
LA:左心房;RA:右心房;RVOT:右心室流出道;
PA:肺动脉;AO:主动脉

综合上述各项内容,从超声影像图上不难判定左心室与右心室来说,房室瓣的判定尤为重要。一般情况下,房室瓣位置总是与心室相对应,而不与心房相对应。二尖瓣总是与左心室相伴随,三尖瓣总是与右心室相伴随。因此,确定了房室瓣的位置,也就确定了心室的位置。例如,心室右祥时,三尖瓣与右心室同在右侧,二尖瓣与左心室同在左侧。此时,心房的位置可以是正位,也可以是反位。

3. 房室序列 正常情况下,除心脏传导系统外,心房和心室之间不是直接连接,而是由房室瓣将心房和心室连接起来。因此,讨论房室之间关系时,准确地说是房室的序列一致与否,而不是房室的连接一致与否。

(1) 房室序列的类型:

1) 房室序列一致:右心房-三尖瓣-右心室;左心房-二尖瓣-左心室。这时心房和心室的位置相一致,即在心房正位时,心室为右袢;在心房反位时,心室为左袢。

2) 房室序列不一致:右心房-二尖瓣-左心室;左心房-三尖瓣-右心室。这种情况通常发生在心房正位时,心室为左袢;心房反位时,心室为右袢。

3) 房室序列不定位或迷走:心房不定位时,双侧为右侧异构或左侧异构,心室有两个,可以是左袢或右袢,左侧心房连左侧心室,右侧心房连右侧心室,称为房室序列不定或称房室序列迷走。

4) 双入口和共同入口:两个房室瓣大部分或全部开口于一个心室,称为心室双入口。共同房室瓣大部分或全部开口于一个心室,称为共同入口。

5) 房室连接缺如:一侧心房底完全闭锁,无房室口,亦无房室瓣,与心室无连接,血流多经过房间隔缺损与对侧心房相通,称为房室连接缺如。

(2) 房室瓣连接的方式

1) 两个房室瓣均开通。

2) 房室瓣闭锁:心房肌与心室肌由房室环

连接,但房室环的孔口被膜性组织封闭。房室之间被一高回声带分开,无启闭运动。如果回声较厚,可能系房室沟组织所致。如果回声纤细,则可能是发育不良的瓣膜组织。三尖瓣或二尖瓣均可发生闭锁,但三尖瓣闭锁更为常见。

3）形成共同房室瓣:心房和心室只通过一组共同房室瓣相连。

4）房室瓣骑跨:指一侧房室瓣环与室间隔对位不良,即一侧房室环骑跨在室间隔上,但其腱索附着在己侧室腔,为单腔附着。

5）房室瓣跨立:指一侧房室瓣的腱索为双腔附着,跨过室间隔附着在对侧心室的乳头肌或室间隔上。

四、动脉圆锥与大动脉关系的识别

1. 动脉圆锥的分类　动脉圆锥又称漏斗部,它是连接心室和大动脉的肌性管道,是具有鉴别诊断意义的肌性连接节段。动脉圆锥分为四种类型。

（1）肺动脉瓣下圆锥:系正位型动脉圆锥,见于动脉关系正常的心脏,圆锥位于肺动脉瓣与房室瓣之间,使这两个结构之间为肌性连续。

（2）主动脉瓣下圆锥:系反位型动脉圆锥,与上述情形相反,圆锥位于主动脉瓣下,主动脉瓣与房室瓣呈肌性连续,肺动脉下圆锥被吸收,肺动脉瓣与房室瓣呈纤维性连续,典型病例是完全型右位型大动脉转位。正常心脏主动脉瓣下圆锥在胚胎期被吸收,因此无圆锥组织存在。

(3) 双侧圆锥:主动脉瓣和肺动脉瓣下均有圆锥组织存在,与房室瓣均呈肌性连接,典型病例见于右心室双出口。

(4) 圆锥缺如:即主动脉瓣和肺动脉瓣下均无圆锥组织存在,与房室瓣以纤维组织连接,典型病例见于左心室双出口。

2. 动脉圆锥的超声判定 超声检查对圆锥的精确评估是比较困难的,因为它仅是肌性组织,不像瓣膜或心室结构那样具有特点。但是由于圆锥组织介入房室瓣与半月瓣之间,造成半月瓣的位置升高、前移、房室瓣与半月瓣之间有较强较厚的肌性组织回声,超声检查时可根据这两个基本点来评估是否存在圆锥。

3. 大动脉的辨别及空间位置关系的超声判定 肺动脉有分叉,即肺动脉主干走行较短距离,便发出左右肺动脉,指向左右肺门;主动脉呈"拐棍征",向外分出三支头臂动脉,无内向分支,自主动脉瓣根部以远可见增宽的主动脉窦部,有冠状动脉自窦部发出。

一般以主动脉瓣相对于肺动脉瓣的空间位置来确定两根大动脉的相互空间位置和排列关系。(图 1-2-8)

(1) 大动脉关系正常

1) 正位型正常大动脉关系:肺动脉瓣位于主动脉瓣的左前上方。主动脉位于右后下方,肺动脉和主动脉起始呈交叉走行(图 1-2-9)。

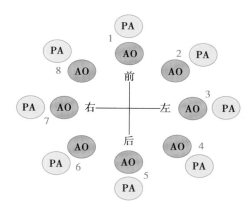

图 1-2-8　两条大动脉的相互空间位置和排列关系

AO:主动脉;PA:肺动脉

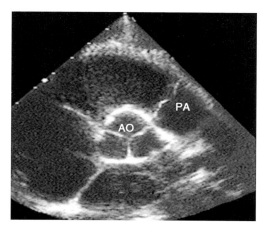

图 1-2-9　正常大动脉位置关系

主动脉位于右后,肺动脉位于左前,肺动脉包绕
主动脉

PA:肺动脉;AO:主动脉

2）反位型正常大动脉关系:肺动脉瓣位于主动脉瓣的右前上方。主动脉瓣位于左后下方,肺动脉与主动脉起始段仍呈交叉走行,与第一种情况正好呈镜像关系。

（2）大动脉关系异常:判断大动脉关系异常的先决条件是反位型动脉圆锥（主动脉瓣下圆锥）、双侧圆锥或圆锥缺如。具体可分为以下几种:

1）左位型大动脉关系异常（L位）:主动脉瓣在肺动脉瓣的左侧（图1-2-10）。

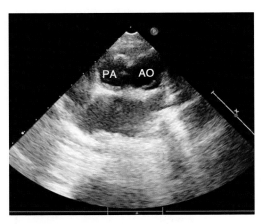

图1-2-10　左位型大动脉关系异常
两条大动脉呈左右并列关系,主动脉位于肺动脉左侧
PA:肺动脉;AO:主动脉

2）右位型大动脉关系异常（D位）:主动脉瓣在肺动脉瓣的右侧（图1-2-11）。

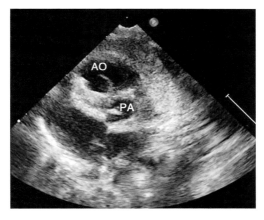

图 1-2-11 右位型大动脉关系异常
主动脉位于右前,肺动脉位于左后
PA:肺动脉;AO:主动脉

3)前位型大动脉关系异常(A 位):主动脉瓣在肺动脉瓣的正前方(图 1-2-12)。

4)后位型大动脉关系异常(P 位):主动脉瓣在肺动脉瓣的正后方。

5)大动脉转位与大动脉异位:大动脉转位(transposition of the great arteries,TGA)与大动脉异位(malposition of the great arteries,MGA)均属大动脉关系异常。Van Praagh 主张将大动脉转位的概念回归原始,即两条大动脉均跨越室间隔,发自非对应的心室,大动脉起始关系异常,主动脉起始于解剖学右心室,肺动脉起始于解剖学左心室;大动脉异位的定义为所有大血管位置异常的缺陷,而无论心室起源。大动脉转位为大动脉异位的亚型。大动脉异位的亚型包

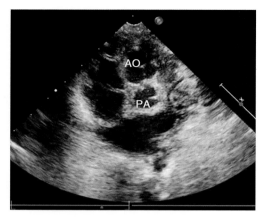

图 1-2-12　前位型大动脉关系异常
主动脉位于肺动脉正前方
PA：肺动脉；AO：主动脉

括以下病变：①右心室双出口；②左心室双出口；③解剖矫正型大动脉异位；④完全型大动脉转位；⑤矫正型大动脉转位。

（3）大动脉关系的超声判定

1）大动脉关系正常：取左心长轴和大动脉短轴图观察。由于主动脉与肺动脉相互交叉走行，因此在同一切面上不可能同时显示两条大动脉的长轴或短轴，只能同时显示一条大动脉的长轴和另一条大动脉的短轴。在正位型正常大动脉关系时，大动脉短轴图上可显示肺动脉从左侧包绕主动脉，肺动脉为长轴，主动脉为短轴，肺动脉瓣位于主动脉瓣的左前方，主动脉瓣位于肺动脉瓣的右后方。在反位型正常大动脉关系时,肺动脉从右侧包绕主动脉,肺动脉瓣在主动脉瓣的右前方,主动脉瓣位于肺动脉瓣的左后方。

　　2）大动脉关系异常:最常见的为大动脉转位。在决定是否存在大动脉转位时,应分析大动脉与心室的起始关系,确认主动脉和肺动脉之间的位置关系。大动脉转位时,两条大动脉以平行的方式发自心室,互相没有交叉。因此在心室流出道长轴切面能够显示两条大血管的长轴,且并列走行;在大动脉短轴切面上表现为两个圆形结构,分别为主动脉和肺动脉的短轴。它们可能为左右关系,也可能为前后关系。一旦明确了上述大动脉关系,必须确定何为主动脉,何为肺动脉。当大动脉相互并列时,主要鉴别方法是跟踪血管的走行,跟踪的血管如向后走行出现分叉为肺动脉,而向上走行并发出多支头臂动脉的血管为主动脉。其次,如能辨认冠状动脉的起源,则有助于大动脉的确认。一般情况下,冠状动脉起源于主动脉窦部(紧邻主动脉瓣环向上升主动脉之间即为增宽的窦部),肺动脉无冠状动脉发出,根据有无冠状动脉起源亦可以鉴别主动脉与肺动脉。在辨认大血管时,切忌以大血管的粗细来分辨主动脉与肺动脉。在确定主动脉与肺动脉后,则要进一步弄清楚是哪一类型的大动脉转位。

　　(4) 心室大动脉的连接类型

　　1）连接一致:指主动脉发自解剖左心室,

肺动脉发自解剖右心室。

2）连接不一致：又称大动脉转位，指主动脉发自解剖右心室，肺动脉发自解剖左心室。若房室序列一致，为完全型大动脉转位，若房室序列不一致，为矫正型大动脉转位。

3）心室双出口：主动脉与肺动脉均起自一个心室。

4）心室单出口：仅有一支动脉干与心室腔相连。

五、心脏节段符号表达法

心脏由 3 个主要节段构成：心房、心室和大动脉。每个节段都可以发生异常，先天性心脏病可出现多个节段的异常。为了简单阐明心脏畸形中心房、心室和大动脉的关系，通常采用 3 个字母分别表示心脏 3 个节段的状态，由此构成心脏节段符号表示法。

以上 3 个节段和 2 处对接的各种变异，可以组合成各种先天性心血管畸形，为了简略起见，可用标号来表示 3 个节段的解剖位置：

内脏心房位：正常位（situs solitus）= S

反位（situs inversus）= I

不定位（situs ambiguous）= A

心室袢：右袢（D-loop）= D

左袢（L-loop）= L

袢位不定（X-loop）= X

大动脉空间位置排列关系的类型：

大动脉关系正常＝S

正常大动脉关系的镜像＝I

右型转位＝D

左型转位＝L

正前、后转位＝A/P

分别判断 3 个节段的位置后,用 3 个标号以使 3 节段配套,如:

正常心脏[S. D. S]

正常心脏的镜像[I. L. I]

完全型大动脉转位[S. D. D]

矫正型大动脉转位[S. L. L]

右心室双出口[S. D. D]

心房-心室-大动脉连接关系分类见小结(表 1-2-1)。

表 1-2-1　心房-心室-大动脉连接关系分类

心室-大动脉连接关系不一致或无连接	完全型大动脉转位:心房-心室连接一致,心室-大动脉连接不一致,即:左心房-左心室-肺动脉,右心房-右心室-主动脉(血流动力学呈病理状态)
	矫正型大动脉转位:心房-心室连接不一致,心室-大动脉连接不一致,即:左心房-右心室-主动脉;右心房-左心室-肺动脉(血流动力学呈生理状态)
	其他类型:右心室双出口,左心室双出口,永存动脉干,主动脉或肺动脉闭锁等其他类型中房室连接一致或不一致

心室-大动脉连接关系一致,大动脉空间位置异常(Kirklin 分型)	解剖矫正型大动脉异位:心室-大动脉连接一致,心房-心室连接一致,即:左心房-左心室-主动脉,右心房-右心室-肺动脉(血流动力学呈生理状态)
	孤立性心室反位:心室-大动脉连接一致,心房-心室连接不一致,即:左心房-右心室-肺动脉,右心房-左心室-主动脉(血流动力学呈病理状态)
单心室连接	单心室-双入口或单入口(共同房室瓣连接或一侧房室瓣闭锁)-双出口或单出口(一条大动脉闭锁) 单心室连接中,心房可正位、反位、不定位或单心房

（陈娇阳　贺新建）

第二章

小儿超声心动图
检查常用切面

心脏长轴与人体长轴呈约45°夹角,心脏大部分被肋骨及肺组织遮盖。小儿超声心动图检查要通过四个透声窗进行观察,即剑突下透声窗、心尖透声窗、胸骨旁透声窗及胸骨上窝透声窗。观察切面包括长轴切面、短轴切面和冠状切面等,通过四个透声窗的不同切面进行系统、连续的扫查,对心脏结构及功能进行评价,做到精确诊断。本书参考大量教材、文献、指南,并结合河北省儿童医院多年来的工作实践经验,将小儿先天性心脏病超声系统检查透声窗及切面归纳如下(表2-0-1)。

表2-0-1　小儿超声心动图检查切面

小儿超声心动图检查常用切面	剑突下透声窗	剑突下横切面
		剑突下双房切面
		剑突下四腔心切面
		剑突下双心室切面
		剑突下左心室流出道切面
		剑突下右心室流出道切面
		腹主动脉长轴切面

续表

小儿超声心动图检查常用切面	心尖区透声窗	心尖四腔心切面
		心尖五腔心切面
		冠状静脉窦切面
		左心双腔切面
	胸骨旁透声窗	左心室长轴切面
		右心室流入道切面
		右心室流出道切面
		心室短轴切面
		心底大动脉短轴切面
		大动脉短轴左高位切面
		胸骨旁双主动脉长轴切面
	胸骨上窝透声窗	胸骨上窝主动脉弓长轴切面（12点~1点方向）
		胸骨上窝主动脉弓短轴切面
		胸骨上窝腔静脉长轴切面
		胸骨上窝左心房肺静脉切面（螃蟹征）
小儿超声心动图检查特殊切面	左胸骨旁透声窗	左胸骨旁三血管-气管切面
	右胸骨旁透声窗	右侧胸骨旁四腔心切面
		右侧胸骨旁矢状切面
		右侧胸骨旁上腔静脉-奇静脉弓切面

第一节　剑突下透声窗系列切面

一、剑突下横切面

将探头置于腹部剑突下,示标指向 3 点钟,在此切面确定内脏大血管位置关系,依据内脏大血管与心房的对应关系(大多数情况下左心房与脾、胃、腹主动脉在同侧,右心房与肝脏、下腔静脉在同侧)明确心房位置。

(一) 正常

脊柱位于远场,居中;下腔静脉位于脊柱右前方;腹主动脉位于脊柱左前方;肝脏位于右上腹;胃位于左上腹(图 2-1-1),内脏大血管位置正常,推断为心房正位。

(二) 异常

1. 心房反位　下腔静脉位于脊柱左前方,腹主动脉位于脊柱右前方,肝脏位于左上腹,胃位于右上腹(图 2-1-2),内脏与大血管位置呈镜像排列,推断为心房反位。

2. 心房不定位(心房异构)　①右心房异构:下腔静脉和腹主动脉均位于脊柱同侧,下腔静脉位于腹主动脉前方(图 2-1-3),右心房异构多见于无脾综合征;②左心房异构:下腔静脉和腹主动脉位于脊柱同侧,腹主动脉位于下腔静脉(或奇静脉)前方(图 2-1-4),左心房异构常见于下腔静脉肝段缺如、多脾综合征等。

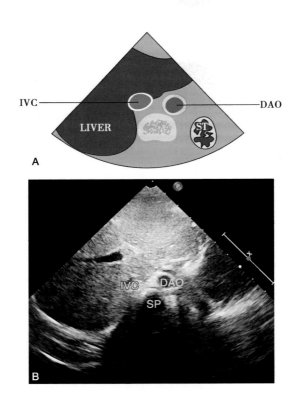

图 2-1-1　剑突下横切面

A. 模式图。B. 正常超声图像,剑突下横切示:
胃位于左上腹,肝位于右上腹,下腔静脉位于脊
柱右前,腹主动脉位于脊柱左前

IVC:下腔静脉;ST:胃;LIVER:肝脏;SP:脊柱;
DAO:腹主动脉

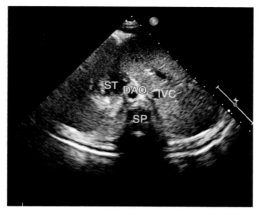

图 2-1-2 镜面右位心

剑突下横切示:内脏反位,胃位于右上腹,肝位于左上腹,下腔静脉位于脊柱左前,腹主动脉位于脊柱右前,与正常剑突下横切面呈镜像

ST:胃;DAO:腹主动脉;IVC:下腔静脉;SP:脊柱

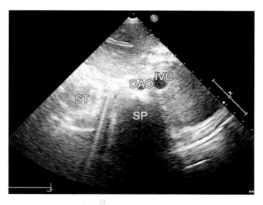

图 2-1-3 右心房异构

剑突下横切示:内脏反位,下腔静脉与腹主动脉均位于脊柱左前方,下腔静脉位于前

ST:胃;SP:脊柱;DAO:腹主动脉;IVC:下腔静脉

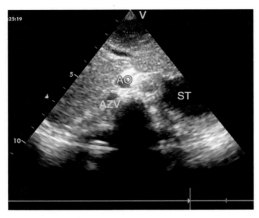

图 2-1-4 左心房异构

剑突下横切示:下腔静脉肝段缺失,奇静脉扩张,降主动脉与奇静脉均位于脊柱右前方,腹主动脉位于奇静脉前方

AO:腹主动脉;AZV:奇静脉;ST:胃

二、剑突下两房心切面

探头置于剑突下横切,顺时针旋转,并向右后方倾斜,由后向前做动态扫查,显示右心房、左心房和房间隔(图 2-1-5)。此切面声束与房间隔近乎垂直,是观察房间隔,显示继发孔房间隔缺损(图 2-1-6)、卵圆孔未闭的最佳切面(图 2-1-7)。

在剑突下双房基础切面上进行微调,可衍生出系列切面。向右调整声束可显示上、下腔静脉长轴,观察其汇入右心房声像;向左调整声束可显示肺静脉引流入左心房声像;向房室沟后方倾斜声束可显示冠状静脉窦声像。

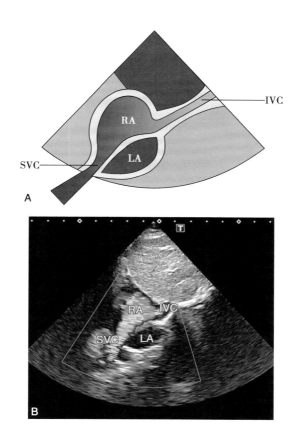

图 2-1-5　剑突下两房心切面

A. 模式图。B. 正常超声图像

RA：右心房；LA：左心房；SVC：上腔静脉；IVC：下腔静脉

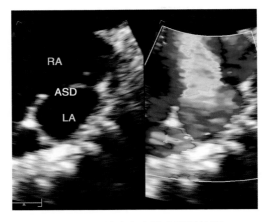

图 2-1-6　Ⅱ孔中央型房间隔缺损
RA:右心房;LA:左心房;ASD:房间隔缺损

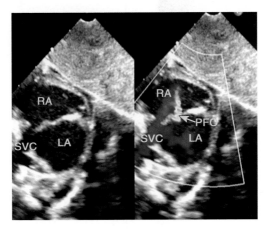

图 2-1-7　卵圆孔未闭
剑突下双房切面示:可见卵圆孔为一斜行裂
隙样结构,断端不明显
RA:右心房;LA:左心房;SVC:上腔静脉;
PFO:卵圆孔未闭

（一）剑突下双房衍生系列切面1（剑突下上、下腔静脉长轴切面）

正常上腔静脉和下腔静脉与右心房相连，房间隔完整（图 2-1-8）。

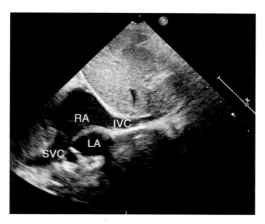

图 2-1-8　剑突下双腔静脉纵轴切面
RA：右心房；LA：左心房；SVC：上腔静脉；IVC：下腔静脉

1. 下腔静脉汇入右心房切面关注的内容 ①观察下腔静脉及肝静脉有无扩张及搏动现象；②注意有无下腔静脉肝段缺如或狭窄；③观察下腔静脉或肝静脉与心脏的连接关系，确定右心房的位置；④关注有无下腔型继发孔型房间隔缺损。

（1）正常：下腔静脉与右心房相连，房间隔完整（图 2-1-9）。

（2）下腔型继发孔型房间隔缺损：房间隔缺损位于下腔静脉与右心房连接处（图 2-1-10）。

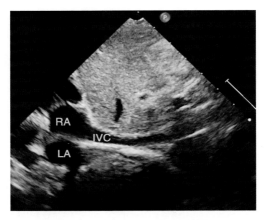

图 2-1-9　剑突下下腔静脉纵轴切面

RA：右心房；LA：左心房；IVC：下腔静脉

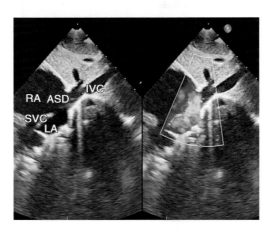

图 2-1-10　下腔型房间隔缺损

剑突下下腔静脉纵轴切面：缺损下缘紧邻
下腔静脉入口

RA：右心房；LA：左心房；IVC：下腔静脉；
ASD：房间隔缺损；SVC：上腔静脉

（3）下腔静脉肝段缺如:奇静脉增宽,肝静脉与右心房直接相连(图 2-1-11)。

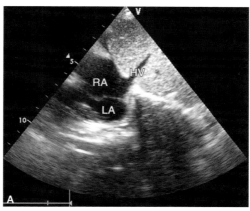

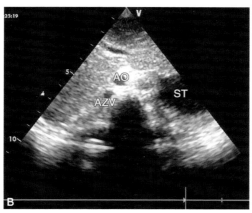

图 2-1-11　下腔静脉肝段缺如

A.剑突下下腔静脉纵轴切面,肝静脉与右心房直接相连,下腔静脉未显示。B.剑突下腹横切面,下腔静脉肝段缺如,奇静脉扩张

RA:右心房;LA:左心房;HV:肝静脉;AO:腹主动脉;AZV:奇静脉;ST:胃

2. 上腔静脉汇入右心房关注内容　①关注有无上腔型继发孔型房间隔缺损；②上腔静脉有无异常增宽、狭窄、闭塞、缺如等（图2-1-12）。

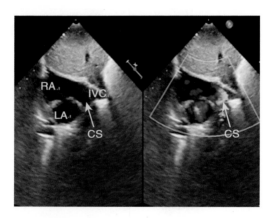

图2-1-12　右侧上腔静脉缺如
剑突下上腔静脉纵轴切面示：未探及上腔静脉回声，孤立性残存左上腔静脉经扩张的冠状静脉窦引流入右心房
RA：右心房；LA：左心房；IVC：下腔静脉；CS：冠状静脉窦

（1）正常：上腔静脉与右心房相连，房间隔完整（图2-1-13）。

（2）上腔型继发孔型房间隔缺损：房间隔缺损位于上腔静脉与右心房连接处（图2-1-14）。该型房间隔缺损（以下简称房缺）易合并右侧部分型肺静脉异位引流。

（3）完全型肺静脉异位引流（心上型）：上

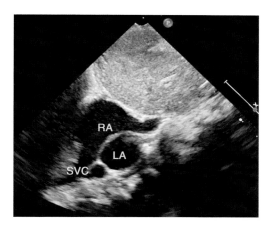

图 2-1-13　剑突下上腔静脉纵轴切面
RA：右心房；LA：左心房；SVC：上腔静脉

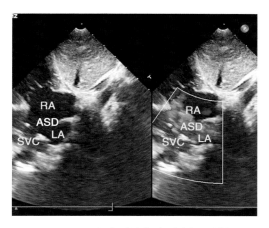

图 2-1-14　上腔型继发孔型房间隔缺损
剑突下上腔静脉纵轴切面：房缺上缘紧邻
上腔静脉入口
RA：右心房；LA：左心房；SVC：上腔静脉；
ASD：房间隔缺损

腔静脉增宽,可见肺总静脉与上腔静脉交通口
(图 2-1-15)。

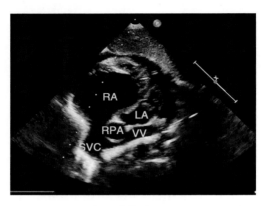

图 2-1-15　完全型肺静脉异位引流(心上型)
剑突下上腔静脉纵轴切面:肺总静脉经右侧垂直
静脉(走行于右肺动脉后方)直接汇入上腔静脉
RA:右心房;LA:左心房;SVC:上腔静脉;VV:垂
直静脉;RPA:右肺静脉

（二）剑突下双房衍生系列切面2(剑突下
冠状静脉窦切面)

可观察到狭长的冠状静脉窦沿左侧房室瓣
环的后下方走行并与右心房相接(图 2-1-16)。
注意当显示房室瓣时,冠状静脉窦不显示,仅当
房室瓣消失时,瓣环后下方才会出冠状静脉窦;
当存在残存左上腔静脉(图 2-1-17)、完全型心
内型肺静脉异位引流(图 2-1-18)或者右心房压
力增高时,冠状静脉窦均可发生扩张,此时不要
将该结构误诊为原发孔型房间隔缺损。同时,

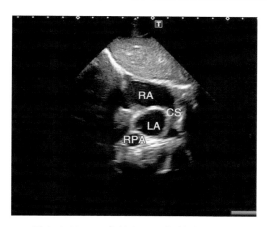

图 2-1-16 正常剑突下冠状静脉窦切面
冠状静脉窦回流入右心房,无扩张,窦顶完整
RA:右心房;LA:左心房;CS:冠状静脉窦;
RPA:右肺动脉

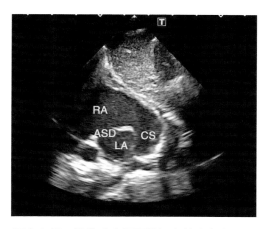

图 2-1-17 继发孔房间隔缺损合并残存左上腔
静脉病例
显示冠状静脉窦扩张
RA:右心房;LA:左心房;ASD:房间隔缺损;
CS:冠状静脉窦

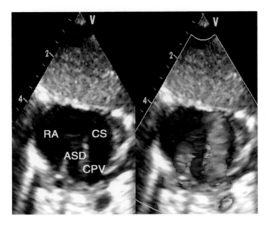

图 2-1-18　完全型心内型肺静脉异位引流

剑突下切面探及肺静脉经过扩张的冠状静脉窦
引流入右心房内

RA:右心房;CS:冠状静脉窦;ASD:房间隔缺
损;CPV:肺静脉共同腔

应仔细观察扩张的冠状静脉窦壁的完整性,观察其是否与左心房存在交通,即明确是否存在无顶冠状静脉窦(图 2-1-19)。

三、剑突下四腔心切面

在剑突下横切面基础上,声束向头部倾斜,显示左心房、左心室、右心房、右心室及房室瓣、房间隔、室间隔等。通过该切面可观察心轴线指向,明确心脏在胸腔中的位置,观察房室瓣判别左右心室,明确房室连接,观察房室间隔的完整性。

（一）正常

正常左位心:心轴指向左前方,左心房与左

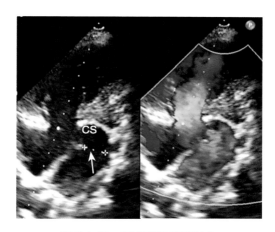

图 2-1-19　冠状静脉窦顶缺失

剑突下切面探及扩张的冠状静脉窦隔部分回声脱失(箭头所示处)

CS:冠状静脉窦

心室相连,右心房与右心室相连(图 2-1-20)。

（二）异常

1. 中位心　心轴指向正中(图 2-1-21)。

2. 右位心　心轴指向右前方(图 2-1-22)。

四、剑突下双心室短轴切面

在剑突下四腔心切面基础上,探头顺时针旋转并向左后倾斜,可显示左、右心室短轴。动态扫查可显示房室瓣的数目及启闭状态。

（一）正常

右心室呈月牙形,位于左心室的右前上方(图 2-1-23)。

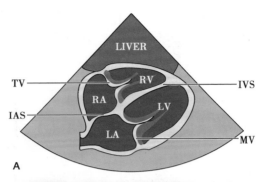

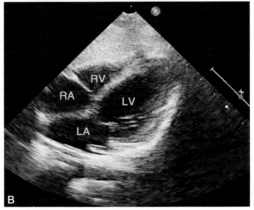

图 2-1-20　剑突下四腔心

A. 模式图，正常左位心：心轴指向左前方。

B. 正常超声图像，正常左位心：心轴指向左前方

RA：右心房；LA：左心房；RV：右心室；LV：左心室；TV：三尖瓣；MV：二尖瓣；IVS：室间隔；IAS：房间隔；LIVER：肝脏

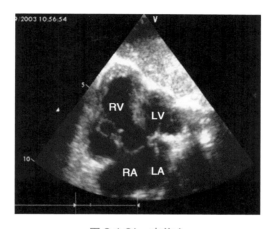

图 2-1-21 中位心
剑突下四腔心切面示:心轴指向正前方
RA:右心房;LA:左心房;RV:右心室;LV:左心室

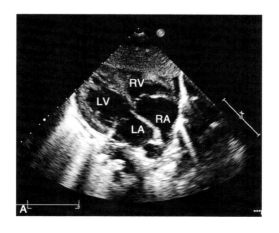

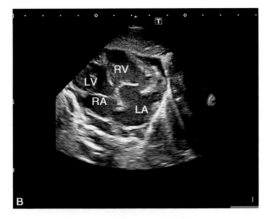

图 2-1-22　右位心

A.镜面右位心,剑突下四腔心切面示:心轴指向
右前,心房反位,心室左袢,房室连接一致。B.混
合右位心,剑突下四腔心切面示:心轴指向右前,
心房正位,心室左袢,房室连接不一致
LA:左心房;LV:左心室;RA:右心房;RV:右心室

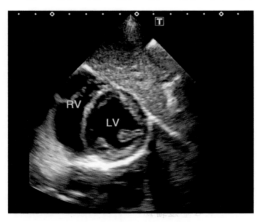

图 2-1-23　剑突下双心室短轴切面
RV:右心室;LV:左心室

（二）异常

当右心室扩大时,右心室呈圆形,室间隔平直或弯向左心室侧(图 2-1-24)。于双心室短轴房室瓣环水平,可观察瓣叶数目(图 2-1-25),用于心室袢的定位,或诊断瓣叶畸形(图 2-1-26)。区分完全型房室间隔缺损(图 2-1-27)与部分型房室间隔缺损(图 2-1-28)。

五、剑突下左心室流出道切面

在剑突下四腔心切面基础上,探头向头侧倾斜或顺时针旋转,显示左心房、左心室、左心室流出道、升主动脉、右心室。此切面是诊断左

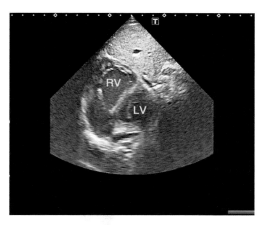

图 2-1-24　右心室扩大

剑突下双心室短轴切面示:室间隔向左心室移位,形态平直

RV:右心室;LV:左心室

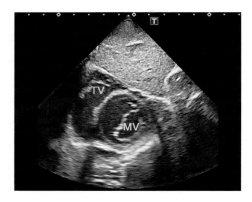

图 2-1-25　剑突下双心室短轴切面

房室瓣环水平,可见二尖瓣两个瓣叶,开放呈鱼口状,关闭呈线形;三尖瓣三个瓣叶,开放呈袖口征,关闭呈花瓣状。该切面可用于心室袢定位,二尖瓣对应解剖左心室,三尖瓣对应解剖右心室

TV:三尖瓣;MV:二尖瓣

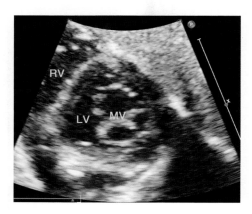

图 2-1-26　剑突下双心室短轴切面

先天性双孔二尖瓣畸形,房室瓣环水平心室短轴可见二尖瓣前后瓣叶间纤维条带分隔,瓣叶开放呈 8 字型

RV:右心室;LV:左心室;MV:二尖瓣

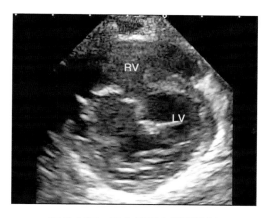

图 2-1-27　完全型房室间隔缺损

剑突下心室短轴切面示:房室瓣环水平可见左右心房室瓣呈五叶结构,构成一组共同房室瓣口

RV:右心室;LV:左心室

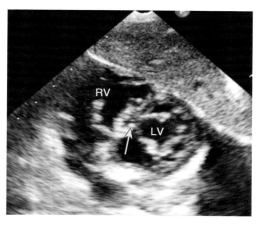

图 2-1-28　部分型房室间隔缺损

剑突下心室短轴切面示:房室瓣环水平可见左右心房室瓣呈五叶结构,中间纤维舌带(箭头所示)将其分成两个房室瓣口

RV:右心室;LV:左心室

心室流出道狭窄、主动脉瓣狭窄、永存动脉干和大动脉转位的重要切面。

（一）正常

左心室与主动脉相连，左心室流出道及主动脉瓣、升主动脉通畅（图 2-1-29）。

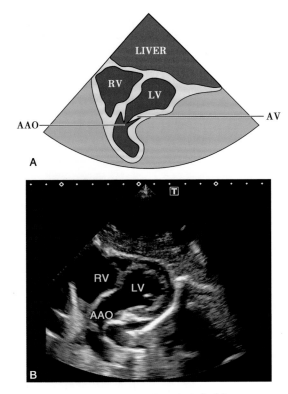

图 2-1-29　剑突下左心室流出道切面
A. 模式图。B. 正常超声图像
RV:右心室;LV:左心室;AAO:升主动脉;AV:主动脉瓣;LIVER:肝脏

（二）异常

1. 永存动脉干　只可见一条大动脉干骑跨于室间隔上,向上移行发出主动脉与肺动脉（图 2-1-30）。

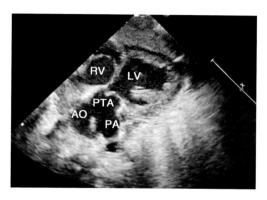

图 2-1-30　永存动脉干（Ⅰ型）

剑突下左心室流出道切面示:一条大动脉干骑跨于室间隔上,主动脉及肺动脉均起源于该大动脉干

RV:右心室;LV:左心室;PTA:动脉干;AO:主动脉;PA:肺动脉

2. 主动脉瓣及升主动脉缩窄　主动脉瓣增厚,开放受限,升主动脉内径小,CDFI 可见花彩血流（图 2-1-31）。

六、剑突下右心室流出道切面

在剑突下左心室流出道切面基础上,继续向头侧偏斜或继续顺时针旋转探头,显示右心室,右心室流出道、肺动脉瓣、肺动脉、左心室和

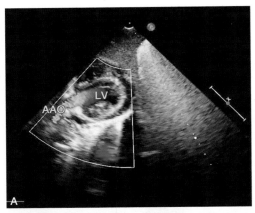

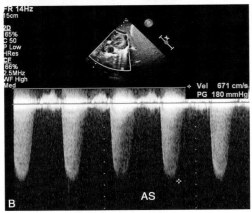

图 2-1-31　升主动脉缩窄

A. 剑突下左心室流出道切面示：升主动脉内径
小，CDFI 呈花彩血流信号。B. 剑突下左心室流
出道切面缩窄段射流频谱

LV：左心室；AAO：升主动脉

室间隔等。肺动脉向远端延伸为左右肺动脉，

此切面是显示右心室流出道狭窄、室间隔缺损、

右心室双腔心、右心室双出口、肺动脉狭窄的最佳切面。

（一）正常

右心室流出道与肺动脉相连,呈月牙形包绕左心室,右心室流出道-肺动脉血流通畅,室间隔完整(图 2-1-32)。

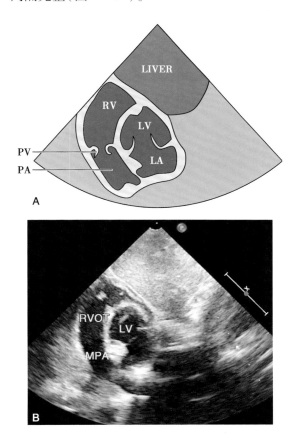

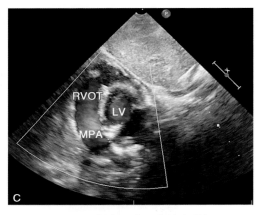

图 2-1-32　剑突下右心室流出道切面
A. 模式图。B. 超声正常图像。C. 剑突下右心室流出道切面彩色多普勒
LA: 左心房; LV: 左心室; RV: 右心室; PV: 肺动脉瓣; PA: 肺动脉; LIVER: 肝脏; RVOT: 右心室流出道; MPA: 主肺动脉

（二）异常

1. 肺动脉瓣下室间隔缺损（干下型）　肺动脉瓣下漏斗部室间隔回声脱失, 断端回声增强（图 2-1-33）。

2. 右心室流出道病变

（1）右心室流出道狭窄: 右心室流出道内径小, 呈膜性或肌性狭窄, CDFI 检查可见花彩血流信号（图 2-1-34）。

（2）肺动脉瓣狭窄或闭锁: 肺动脉瓣狭窄可见瓣叶粘连, 开放受限, CDFI 可见肺动脉瓣口花彩血流信号（图 2-1-35）; 肺动脉瓣闭锁, 肺动脉瓣无启闭活动, 瓣口无前向血流通过（图 2-1-36）。

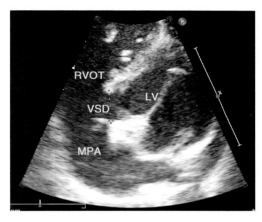

图 2-1-33　肺动脉瓣下室间隔缺损(干下型)

剑突下右心室流出道切面示:室缺上缘紧邻肺
动脉瓣

RVOT:右室流出道;MPA:主肺动脉;LV:左心
室;VSD:室间隔缺损

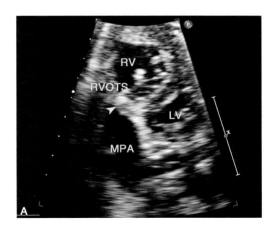

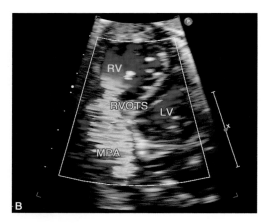

图 2-1-34　右心室流出道狭窄

A. 二维超声图像,可见右心室流出道呈肌性狭窄(箭头所示)。B. 彩色多普勒超声图像,显示五彩镶嵌血流

RV:右心室;LV:左心室;MPA:主肺动脉;RV-OTS:右心室流出道狭窄

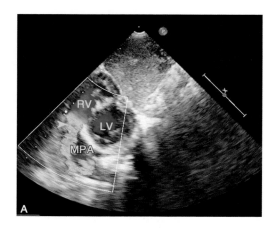

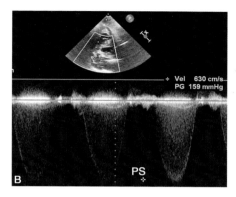

图 2-1-35　肺动脉瓣狭窄

A.彩色多普勒超声图像,可见肺动脉瓣口花彩血流信号(箭头所示)。B.肺动脉瓣狭窄剑突下右心室流出道切面频谱多普勒测量肺动脉瓣口流速明显增快

　　RV:右心室;LV:左心室;MPA:主肺动脉

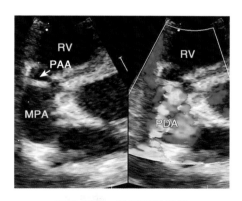

图 2-1-36　肺动脉瓣闭锁

剑突下右心室流出道切面示:肺动脉瓣呈带状回声,无启闭活动,CDFI 显示肺动脉瓣口无前向血流通过,主肺动脉内可见动脉导管灌注

RV:右心室;MPA:主肺动脉;PAA:肺动脉瓣闭锁;PDA:动脉导管未闭

（3）右心室双出口：可见两条大动脉均起源于右心室，呈平行走行（图 2-1-37）。

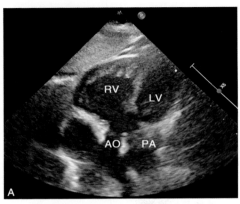

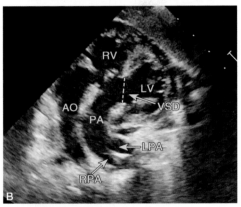

图 2-1-37 右心室双出口病例

A. 右心室双出口剑突下切面，两条大动脉呈平行关系均起源于右心室。B. 右心室双出口（Taussig-bing 畸形），两条大动脉呈平行关系，主动脉起源于右心室，肺动脉骑跨于室间隔上，可见肺动脉下室间隔缺损（虚线）
RV：右心室；LV：左心室；AO：主动脉；PA：肺动脉；
VSD：室间隔缺损；LPA：左肺动脉；RPA：右肺动脉

（4）矫正型大动脉转位：剑突下左、右心室流出道切面同时显现，两条大动脉交叉关系消失，呈平行走行，主动脉与右心室相连，肺动脉与左心室相连（图2-1-38）。

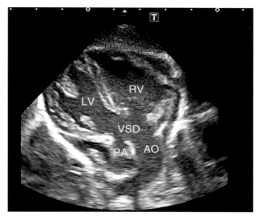

图2-1-38　矫正型大动脉转位

剑突下左、右心室流出道切面同时显现，两条大动脉交叉关系消失，呈平行走行，主动脉与右心室相连，肺动脉与左心室相连

LV：左心室；RV：右心室；PA：肺动脉；AO：主动脉；VSD：室间隔缺损

（5）完全型大动脉转位：剑突下左、右心室流出道切面同时显现，两条大动脉交叉关系消失，呈平行走行，主动脉与右心室相连，肺动脉与左心室相连（图2-1-39）。

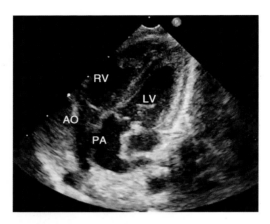

图 2-1-39　完全型大动脉转位

剑突下左、右心室流出道切面同时显现,两条大动脉交叉关系消失,呈平行走行,主动脉与右心室相连,肺动脉与左心室相连
LV:左心室;RV:右心室;PA:肺动脉;AO:主动脉

七、剑突下腹主动脉纵切面

在剑突下腹部横切面基础上,以腹主动脉为中心,探头顺时针旋转 90°,取得腹主动脉长轴切面。

（一）正常

穿膈血管可显示降主动脉、下腔静脉,通过血流追踪可见奇静脉向上腔静脉方向回流。腹主动脉血流通畅。腹主动脉血流频谱边缘光滑锐利、内部无充填,双期同向,波动明显时舒张期可有小的逆向波(图 2-1-40)。

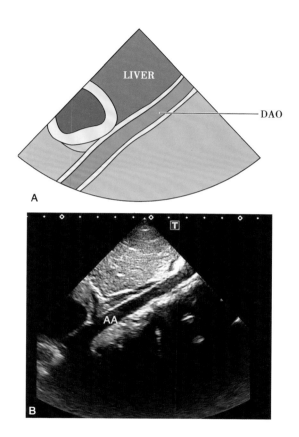

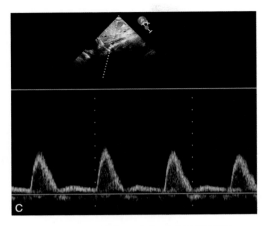

图 2-1-40　剑突下腹主动脉纵轴切面

A. 模式图。B. 正常超声图像,剑突下腹主动脉
纵轴切面。C. 腹主动脉正常频谱

　　DAO:降主动脉;AA:腹主动脉

（二）异常

1. 主动脉弓缩窄、动脉导管未闭及主动脉
瓣反流　降主动脉频谱变化,对诊断起到重要提
示作用。主动脉弓缩窄时降主动脉频谱呈双期,
低速低阻状态,频谱低平,边缘毛糙。动脉导管
未闭、主动脉瓣反流时,剑突下降主动脉频谱可见
全舒张期逆向血流频谱(图 2-1-41,图 2-1-42)。

2. 完全型肺静脉异位引流（心下型）　可
见与腹主动脉平行走行的垂直静脉穿过膈肌回
流入肝静脉、门静脉或下腔静脉(图 2-1-43)。

3. 下腔静脉肝段缺如　可见与腹主动
脉平行走行的扩张的奇静脉汇入上腔静脉
(图 2-1-44)。

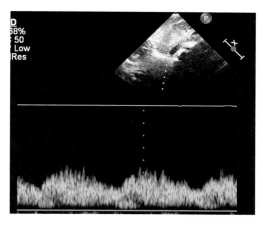

图 2-1-41 主动脉弓缩窄

主动脉弓缩窄病例剑突下降主动脉频谱示:此时剑突下降主动脉频谱呈双期,低速低阻状态,频谱低平,边缘毛糙

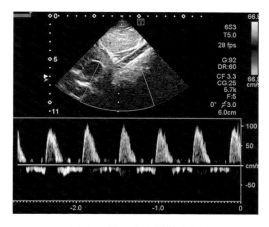

图 2-1-42 动脉导管未闭

动脉导管未闭病例剑突下降主动脉频谱示:剑突下降主动脉频谱可见基线以下全舒张期逆向频谱

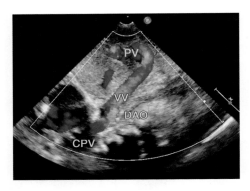

图 2-1-43 完全型肺静脉异位引流(心下型)
剑突下腹主动脉纵切面示:心房顶部后上方汇合成肺总静脉,经与降主动脉平行的垂直静脉穿膈肌下行,回流入门静脉
CPV:肺总静脉;VV:垂直静脉;PV:门静脉;DAO:降主动脉

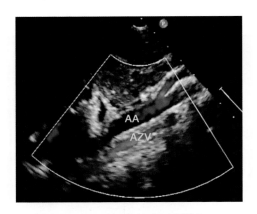

图 2-1-44 下腔静脉肝段缺如
剑突下腹主动脉纵切面示:与腹主动脉平行走行的扩张的奇静脉向上腔静脉汇入
AA:腹主动脉;AZV:奇静脉

(赵 宁 贺新建)

第二节　心尖透声窗系列切面

一、心尖四腔心切面

将探头置于心尖处,声束指向右侧胸锁关节,探头示标指向 3 点方向。此切面可显示心脏四个心腔、房间隔、室间隔、房室瓣、十字交叉结构、肺静脉。心尖四腔心切面在二维超声心动图检查中非常重要,其主要观察内容如下:①通过区分二尖瓣、三尖瓣判定左右心室;②探查室间隔及房间隔回声的连续性,有无连续中断,并注意观察缺损的类型;③观察两侧房室瓣的形态、厚度、活动度、开口大小、腱索、乳头肌有无异常;④探查两侧瓣叶附着位置是否正常,瓣叶有无瓣裂、脱垂、穿孔、骑跨、跨立;⑤观察室壁的厚度及活动情况,有无节段性运动异常及室壁瘤、憩室等;⑥观察肺静脉回流左心房是否正常,有无存在部分或完全型肺静脉异位引流;⑦观察各房室腔的大小与形态,测量左、右心室上下径及横径。⑧注意心腔内有无肿物(横纹肌瘤、黏液瘤及血栓形成等)、心肌、内膜、心包情况、有无心包积液。

（一）正常

左心房和左心室的内径稍大于右心房和右心的室内径;房间隔下部、室间隔上部、二尖瓣、三尖瓣构成十字交叉部。二尖瓣前瓣与室间隔附着点较三尖瓣隔瓣与室间隔附着点稍高,右心室内可见横行的调节束。于左心房内可见肺静脉汇入。降主动脉与左心房紧密相邻,其间无任何异常结构。冠状静脉窦短轴位于左心房室沟处,无扩张时显示不明显(图2-2-1,图2-2-2)。

心腔大小异常(图2-2-3~图2-2-6)。

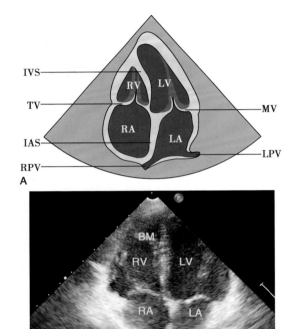

图2-2-1 心尖四腔心切面
A. 模式图。B. 正常超声图像
RV:右心室;LV:左心室;RA:右心房;LA:左心房;
MV:二尖瓣;TV:三尖瓣;IVS:室间隔;IAS:房间
隔;LPV:左肺静脉;RPV:右肺静脉;BM:调节束

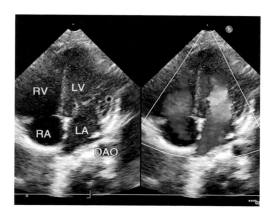

图 2-2-2　心尖四腔心切面彩色多普勒超声图像
RV:右心室;LV:左心室;RA:右心房;LA:左心
房;DAO:降主动脉

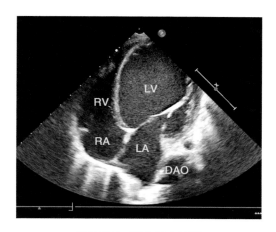

图 2-2-3　左心增大病例
心尖四腔心切面左右心腔比例失调,左心明显增大
RV:右心室;LV:左心室;RA:右心房;LA:左心
房;DAO 降主动脉

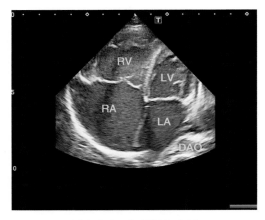

图 2-2-4　右心增大病例

心尖四腔心切面左右心腔比例失调,右心明显增大

RV:右心室;LV:左心室;RA:右心房;LA:左心房;DAO:降主动脉

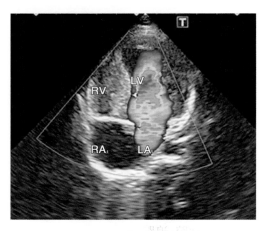

图 2-2-5　右心发育不良

右心室及三尖瓣环发育不良

RV:右心室;LV:左心室;RA:右心房;LA:左心房

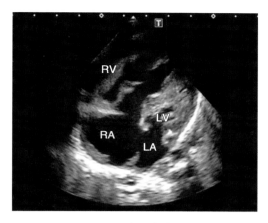

图 2-2-6　左心发育不良
左心室及二尖瓣环发育不良
RV：右心室；LV：左心室；RA：右心房；LA：左心房

（二）异常

1. 房室间隔缺损

（1）完全型房室间隔缺损：心脏十字交叉结构缺失，4 个房室腔相通，可见前共瓣（图 2-2-7，图 2-2-8）。

（2）部分型房室间隔缺损：心房下部回声缺失（Ⅰ孔房间隔缺损），房室瓣附着于同一水平（图 2-2-9）。

2. 完全型肺静脉异位引流　右心房明显增大，左心房缩小，左心房壁光滑，内无肺静脉汇入，左心房与降主动脉距离增大，左心房顶部形成共同静脉腔；追踪切面可显示心上型肺静脉异位引流途径：四条肺静脉、肺总静脉腔、垂直静脉、左无名静脉、上腔静脉、右心房（图 2-2-10）；

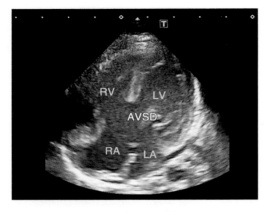

图 2-2-7 完全型房室间隔缺损
心尖四腔心切面可见十字交叉结构消失
RV:右心室;LV:左心室;RA:右心房;LA:左心
房;AVSD:房室间隔缺损

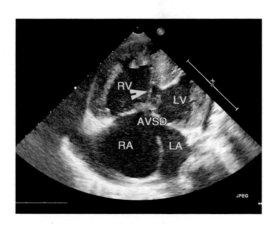

图 2-2-8 完全型房室间隔缺损(A 型)
心尖四腔心切面可见十字交叉结构消失。箭头
所示为前共瓣腱索附着于室隔嵴上
RV:右心室;LV:左心室;RA:右心房;LA:左心
房;AVSD:房室间隔缺损

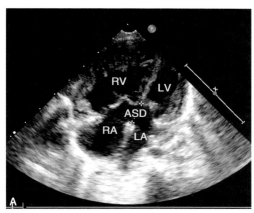

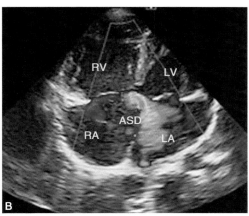

图 2-2-9　部分型房室间隔缺损

A. 二维超声图像,心尖四腔心切面可见原发孔
房间隔缺损,二尖瓣、三尖瓣附着于同一水平。

B. 彩色多普勒超声图像

RV:右心室;LV:左心室;RA:右心房;LA:左心
房;ASD:原发孔房间隔缺损

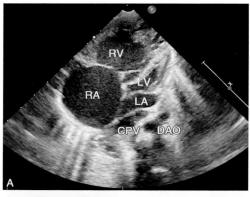

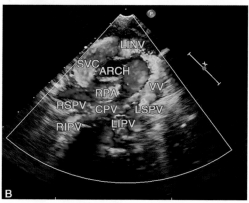

图 2-2-10　完全型肺静脉异位引流（心上型）
A. 心尖四腔心切面，右心明显增大，左心发育小，左心房壁光滑，无肺静脉汇入，左心房与降主动脉距离增大，其间可见肺总静脉腔（CPV）结构。B. 完全型肺静脉异位引流（心上型）追踪切面（胸骨上窝上腔静脉长轴切面），四条肺静脉汇合成肺总静脉腔，经垂直静脉上行汇入上腔静脉后汇入右心房

RV：右心室；LV：左心室；RA：右心房；LA：左心房；CPV：肺总静脉腔；DAO：降主动脉；RSPV：右上肺静脉；RIPV：右下肺静脉；LSPV：左上肺静脉；LIPV：左下肺静脉；VV：垂直静脉；LINV：左无名静脉；SVC：上腔静脉；ARCH：主动脉弓；RPV：右肺动脉

追踪切面显示心下型肺静脉异位引流途径:四条肺静脉-肺静脉共汇-垂直静脉-门静脉(图 2-2-11);追踪切面显示心内型肺静脉异位引流途径:四条肺静脉-肺总静脉腔-冠状静脉窦-右心房(图 2-2-12)。

3. 冠状静脉窦扩张　心尖四腔心切面左心房室沟可见扩张的冠状静脉窦短轴(图 2-2-13)。心尖四腔心切面声束向后倾斜,当左侧房室瓣消失时,取得冠状静脉窦长轴切面,可见冠状静脉窦汇入右心房,此时切勿误诊为Ⅰ孔房间隔缺损(显示Ⅰ孔房间隔缺损时,两侧房室瓣结构都应清晰显示)。

4. 房室瓣畸形

(1) 一侧房室瓣闭锁:三尖瓣闭锁或二尖瓣闭锁:瓣环处未见正常瓣叶结构,呈带状强回声,无启闭活动及血流通过,右心室或左心室常伴发育不良(图 2-2-14,图 2-2-15)。

(2) 二尖瓣瓣上环:可分为瓣上型纤维环和瓣内型纤维环两种亚型。四腔心切面可见二尖瓣瓣环或二尖瓣通道内存在纤维隔膜(二尖瓣瓣上环位于左心耳下方,三房心的隔膜位于左心耳上方,此为二者鉴别点),致使二尖瓣开放受限,频谱类似二尖瓣狭窄频谱(图 2-2-16)。

(3) 房室瓣脱垂、瓣叶形态异常、瓣叶裂

1) 房室瓣脱垂:瓣叶冗长、腱索牵拉不力、瓣环松弛或医源性因素等,导致瓣叶关闭时过度位移,在心尖四腔心切面,可以观察到二尖瓣或三尖瓣瓣膜关闭时瓣叶对合线超过瓣环平面,多同时伴有瓣膜反流(图 2-2-17,图 2-2-18)。

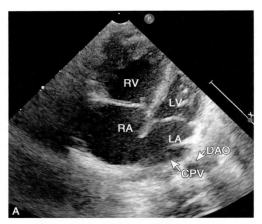

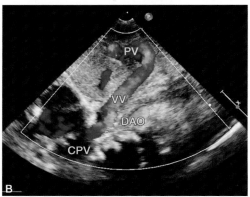

图 2-2-11 完全型肺静脉异位引流(心下型)

A.心尖四腔心切面,右心增大,左心房壁光滑,无肺静脉汇入,左心房与降主动脉间距离增大,其间可见肺总静脉腔(CPV)结构。B.完全型肺静脉异位引流(心下型)追踪切面(剑突下腹主动脉纵切面),肺静脉在心房顶部后上方汇合成肺总静脉,经与降主动脉平行的垂直静脉穿膈肌下行,回流入门静脉

RV:右心室;LV:左心室;RA:右心房;LA:左心房;CPV:肺总静脉腔;DAO:降主动脉;VV:垂直静脉;PV:门静脉

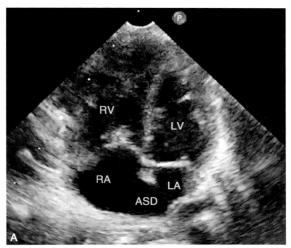

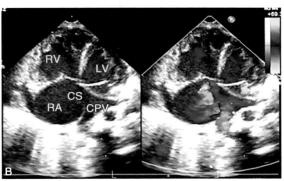

图 2-2-12 完全型肺静脉异位引流（心内型）

A.心尖四腔心切面,右心房增大,左心房壁光滑、无肺静脉汇入,继发孔房间隔缺损累及心房顶部。B.完全型肺静脉异位引流（心内型）追踪切面（冠状静脉窦切面）,显示心内型肺静脉异位引流途径:肺静脉汇合成肺总静脉腔,经扩张的冠状静脉窦入右心房

RV:右心室;LV:左心室;RA:右心房;LA:左心房;ASD:房间隔缺损;CS:冠状静脉窦;CPV:肺总静脉腔

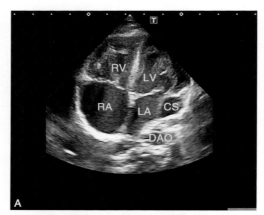

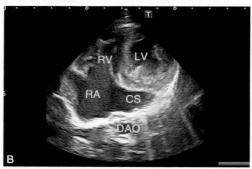

图 2-2-13　永存左上腔静脉

A.心尖四腔心切面,左心房室沟可显示扩张的冠状静脉窦短轴。B.追踪切面,由心尖四腔心切面声束向足侧倾斜,可显示扩张的冠状静脉窦长轴,血流引流入右心房

RV:右心室;RA:右心房;LV:左心室;CS:冠状静脉窦;DAO:降主动脉

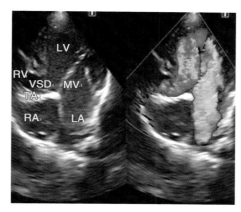

图 2-2-14　三尖瓣闭锁

心尖四腔心可见三尖瓣呈带状强回声,无前向
血流通过

RA:右心房;RV:右心室;LA:左心房;LV:左心室;
MV:二尖瓣;TA:三尖瓣闭锁;VSD:室间隔缺损

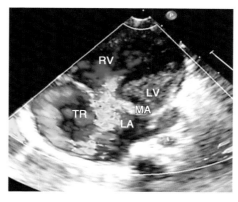

图 2-2-15　二尖瓣闭锁

心尖四腔心可见二尖瓣呈带状强回声,无前向
血流通过

RV:右心室;LV:左心室;LA:左心房;TR:三尖
瓣反流;MA:二尖瓣闭锁

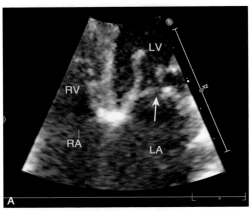

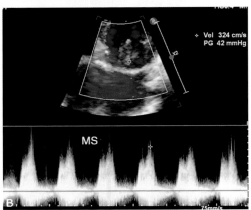

图 2-2-16　二尖瓣瓣上环

A.心尖四腔心切面,可见纤维隔膜(箭头所示)附着于二尖瓣通道内,致使二尖瓣开放受限。

B.彩色多普勒频谱图像,二尖瓣前向血流频谱呈二尖瓣狭窄频谱

RV:右心室;RA:右心房;LV:左心室;LA:左心房;MS:二尖瓣狭窄

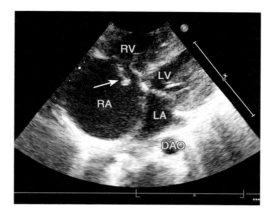

图 2-2-17 三尖瓣前瓣脱垂

肺动脉瓣狭窄球囊扩张术后,三尖瓣前瓣腱索及乳头肌断裂,三尖瓣前瓣脱垂

RV:右心室;RA:右心房;LV:左心室;LA:左心房;DAO:降主动脉

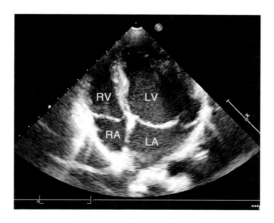

图 2-2-18 巴洛综合征

心尖四腔可见二尖瓣前叶及后叶收缩期脱向左心房;三尖瓣隔叶及前叶收缩期脱向右心房

RV:右心室;RA:右心房;LV:左心室;LA:左心房

2）瓣叶形态异常：瓣叶短小、冗长，或瓣叶增厚、粘连等。

3）瓣叶裂：瓣叶某一部分发育不全，形成完全或不完全的裂缺，以二尖瓣前瓣裂发病率相对较高（图 2-2-19）。

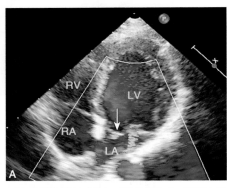

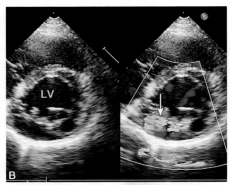

图 2-2-19　二尖瓣前瓣裂

A. 心尖四腔心切面，二尖瓣前瓣中段裂隙（箭头所示）并少量反流。B. 左心室二尖瓣短轴切面，二尖瓣前叶瓣体部裂隙区异常血流信号

RV：右心室；LV：左心室；RA：右心房；LA：左心房；LV：左心室

（4）三尖瓣下移畸形：心尖四腔心切面可见三尖瓣前瓣冗长，三尖瓣隔瓣附着点向心尖移位（图 2-2-20）。

5. 心腔内肿瘤　可见心腔内实性占位，附着于心房壁或心室壁。应关注有无流入道或流出道梗阻（图 2-2-21，图 2-2-22）。

6. 三房心　可分为左侧三房心和右侧三房心，以左侧三房心多见，可见心房内异常隔膜，将心房分为真房（近房室瓣）和副房（近房顶）两部分，应关注真房和副房之间隔膜有无交通口及交通口血流有无梗阻以及肺静脉回流情况（图 2-2-23，图 2-2-24）。

7. 冠状动脉瘘　心尖四腔心切面可见冠状动脉瘘入心腔内的异常血流，结合其他切面可显示扩张的冠状动脉（图 2-2-25）。

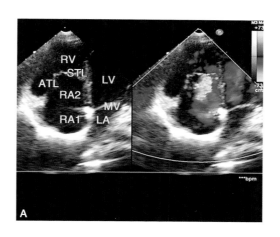

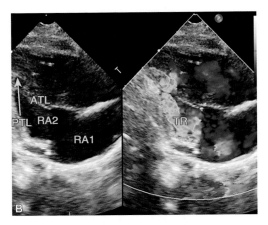

图 2-2-20 三尖瓣下移畸形

A.心尖四腔心切面,三尖瓣隔瓣下移,三尖瓣前瓣冗长,右心室部分房化,三尖瓣可见大量反流。B.三尖瓣下移畸形补充切面,胸骨旁右心室流入道切面,显示三尖瓣后瓣下移,三尖瓣前瓣冗长,右心室部分房化,三尖瓣可见大量反流RV 右心室;LV:左心室;LA:左心房;RA1:真正右心房;RA2:房化右心室;MV:二尖瓣;ATL:三尖瓣前瓣;STL:三尖瓣隔瓣;PTL:三尖瓣后瓣;TR:三尖瓣反流

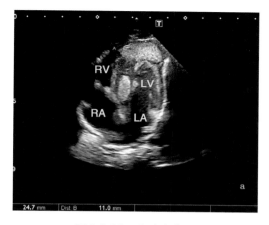

图 2-2-21 心腔内占位

左心室内多发实性占位,考虑横纹肌瘤
RV:右心室;RA:右心房;LV:左心室;LA:左心房

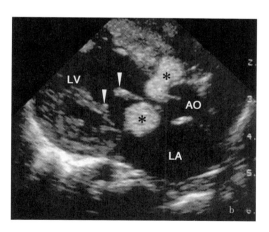

图 2-2-22 心腔内占位

*:心房内多发实性占位,考虑黏液瘤;LV:左心室;AO:主动脉;LA:左心房

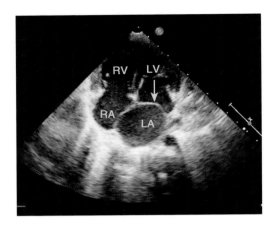

图 2-2-23　左侧三房心

心尖四腔心切面可见左心房内异常隔膜(箭头所示)

RV:右心室;RA:右心房;LV:左心室;LA:左心房

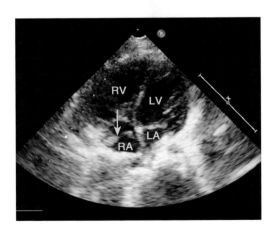

图 2-2-24　右侧三房心

心尖四腔心切面可见右心房内异常隔膜(箭头所示)

RV:右心室;RA:右心房;LV:左心室;LA:左心房

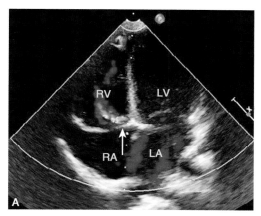

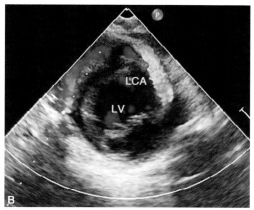

图 2-2-25　左冠状动脉-右心室瘘

A. 心尖四腔心切面,左冠状动脉瘘入右心室近三尖瓣瓣环处。B. 左心室短轴切面,显示增宽的左冠状动脉

RV:右心室;LV:左心室;LCA:左冠状动脉

RA:右心房;LA:左心房

8. Chiari 网　心尖四腔心切面可显示右心房内飘动的网状、条索状结构（图 2-2-26）。

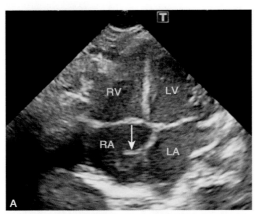

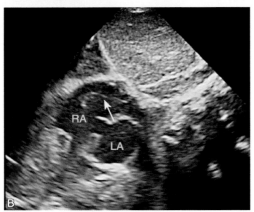

图 2-2-26　Chiari 网

A. 心尖四腔心切面，右心房内飘动的不规则网状结构，为 Chiari 网（箭头）。B. 剑突下双心房切面，右心房内 Chiari 网结构（箭头），一端连于下腔静脉瓣口附近

RV：右心室；RA：右心房；LV：左心室；LA：左心房

二、心尖五腔心切面

在心尖四腔心切面基础上,探头向头侧倾斜,显示心尖五腔心切面,显示左心房、左心室、右心房、右心室及主动脉根部。该切面是评价左心室流出道、主动脉瓣和室间隔膜部解剖的理想切面,也是诊断圆锥动脉干畸形如:法洛四联症、右心室双出口、大动脉转位的重要切面。

（一）正常

主动脉与左心室相连,主动脉与二尖瓣呈纤维连接(图2-2-27)。

（二）异常

1. 法洛四联症　主动脉骑跨于室间隔上,主动脉瓣下室间隔缺损(图2-2-28)。

2. 右心室双出口　两条大动脉呈平行关系,均起源于右心室(图2-2-29)。

3. 右心室双出口(Taussig-Bing畸形)　两条大动脉呈平行关系,主动脉起源于右心室,肺动脉骑跨于室间隔上,肺动脉瓣下室间隔缺损(图2-2-30)。

4. 完全型大动脉转位　两条大动脉呈平行关系,主动脉连接于解剖右心室,肺动脉连接于解剖左心室(图2-2-31)。

5. 主动脉瓣下隔膜　可见主动脉瓣下纤维隔膜,致使左心室流出道狭窄(图2-2-32)。

6. 膜周部室间隔缺损　可见室间隔膜周部回声脱失处左向右分流五彩镶嵌状血流信号(图2-2-33)。

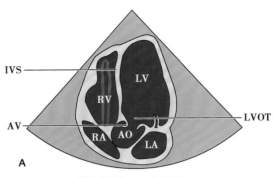

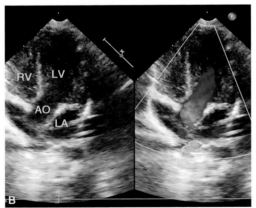

图 2-2-27　心尖五腔心切面

A. 模式图。B. 正常超声图像

RV: 右心室; LV: 左心室; RA: 右心房; LA: 左心房; AO: 主动脉; LVOT: 左心室流出道; AV: 主动脉瓣; IVS: 室间隔

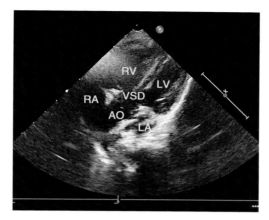

图 2-2-28　法洛四联症

心尖五腔心切面,主动脉增宽并骑跨于室间隔上,室间隔缺损位于主动脉瓣下

RV:右心室;LV:左心室;RA:右心房;LA:左心房;AO:主动脉;VSD:室间隔缺损

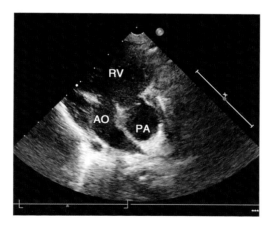

图 2-2-29　右心室双出口

两条大动脉呈平行关系,均起源于右心室

RV:右心室;PA:肺动脉;AO:主动脉

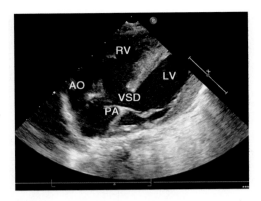

图 2-2-30 右心室双出口 Taussig-Bing 畸形
心尖五腔心切面可见两条大动脉呈平行走行,
主动脉起源于右心室,肺动脉骑跨于室间隔上,
可见肺动脉瓣下室间隔缺损
RV:右心室;LV:左心室;PA:肺动脉;AO:主动
脉;VSD:室间隔缺损

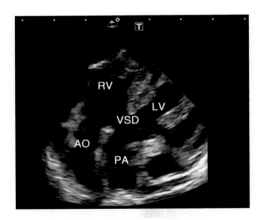

图 2-2-31 完全型大动脉转位
两条大动脉呈平行关系,主动脉连接于解剖右
心室,肺动脉连接于解剖左心室
RV:右心室;LV:左心室;PA:肺动脉;AO:主动
脉;VSD:室间隔缺损

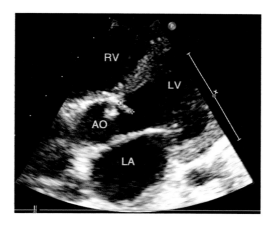

图 2-2-32 主动脉瓣下隔膜

紧邻主动脉瓣可见纤维隔膜,致使左心室流出道狭窄

RV:右心室;LV:左心室;LA:左心房;AO:主动脉

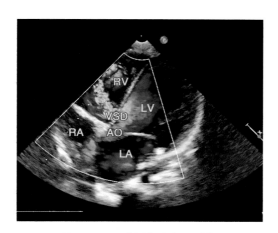

图 2-2-33 膜周部室间隔缺损

心尖五腔心切面,可见室水平左向右分流

RV:右心室;LV:左心室;RA:右心房;LA:左心
房;AO:主动脉;VSD:室间隔缺损

三、冠状静脉窦长轴切面

在心尖四腔心切面基础上,声束向足侧倾斜,至左侧房室瓣消失,即可显示正常冠状静脉窦连接于右心房(图 2-2-34)。

冠状静脉窦扩张常见于残存左上腔、心内型肺静脉异位引流、冠状静脉窦隔缺损、冠状动脉

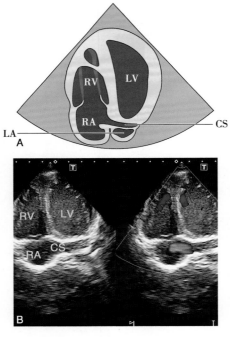

图 2-2-34　正常冠状静脉窦长轴

A.模式图。B.正常超声图像,由心尖四腔心切面声束向足侧倾斜,可显示正常冠状静脉窦连接于右心房 RV:右心室;RA:右心房;LV:左心室;CS:冠状静脉窦;LA:左心房

瘘入冠状静脉窦内、右心室高压三尖瓣反流折返入冠状静脉窦内等情况(图2-2-35~图2-2-37)。

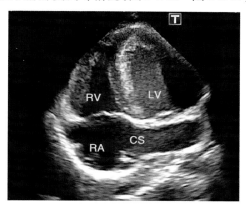

图 2-2-35　冠状静脉窦扩张
永存左上腔静脉时,冠状静脉窦长轴切面显示扩张的冠状静脉窦,血流引流入右心房
RV:右心室;RA:右心房;LV:左心室;CS:冠状静脉窦

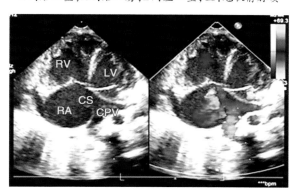

图 2-2-36　肺静脉异位引流(心内型)
冠状静脉窦长轴切面显示肺静脉血流经扩张的冠状静脉窦引流入右心房内
RV:右心室;RA:右心房;LV:左心室;CS:冠状静脉窦;CPV:肺总静脉腔

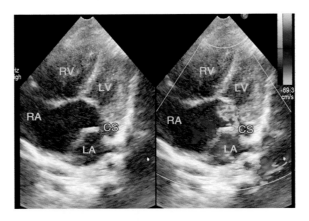

图 2-2-37　冠状静脉窦隔缺损

冠状静脉窦长轴显示冠状静脉窦窦顶部分缺失，左心房部分血流经缺失的窦顶部分流入右心房内，冠状静脉窦扩张

RV：右心室；RA：右心房；LV：左心室；LA：左心房；
CS：冠状静脉窦

四、心尖两腔心切面

　　在心尖四腔切面的基础上，探头逆时针旋转60°左右。探查时应注意使切面能清晰观察心尖、左心室前壁、下壁及二尖瓣口，以取得真正的长轴。此图像的作用在于：①观察左心室的长径，测量其大小并评价心功能；②探测心室壁厚度、活动度，观察有无节段性运动异常及局部室壁膨出；③确定二尖瓣及附属装置结构及功能（图 2-2-38，图 2-2-39）。该切面在小儿超声心动图应用较少。

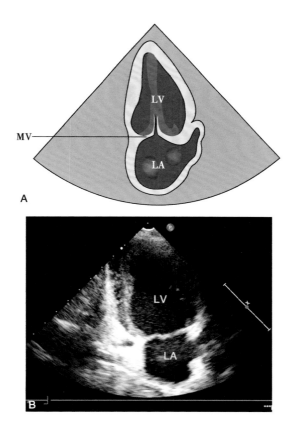

图 2-2-38　心尖两腔心切面
A. 模式图。B. 正常超声图像
LA：左心房；LV：左心室；MV：二尖瓣

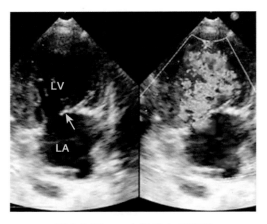

图 2-2-39　二尖瓣瓣上纤维环

心尖两腔心切面显示二尖瓣瓣上纤维环（箭头所示），致使二尖瓣瓣上狭窄

LA：左心房；LV：左心室

五、心尖区透声窗衍生切面：心尖左心室长轴切面

在心尖四腔心切面基础上，探头逆时针旋转 90°左右，可获得此切面（图 2-2-40）。此切面是评价二尖瓣、左心室流出道及主动脉瓣较好的切面。该切面可较完整的显示室间隔，用于观察小梁部及心尖区室间隔缺损（图 2-2-41，图 2-2-42）。

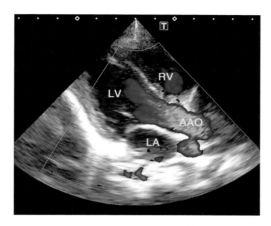

图 2-2-40　心尖左心室长轴切面
RV:右心室;LV:左心室;LA:左心房;AAO:升主动脉

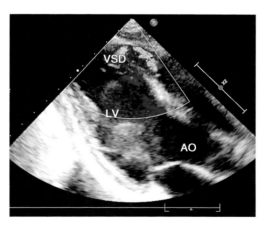

图 2-2-41　心尖区室间隔缺损
LV:左心室;AO:主动脉;VSD:室间隔缺损

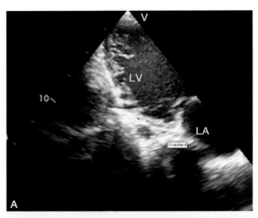

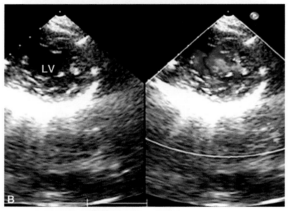

图 2-2-42　心肌致密化不全

A. 心尖左心室长轴切面, 左心室心肌结构疏松, 肌小梁粗大。B. 左心室短轴切面, 左心室心肌结构疏松, 肌小梁粗大, 粗大肌小梁间可见细小血流

LV: 左心室; LA: 左心房

（任　哲　贺新建）

第三节　胸骨旁透声窗系列切面

一、胸骨旁左心室长轴切面

探头置于胸骨旁左缘 3、4 肋间,示标指向右肩方向,声束向后垂直,可显示此切面。此切面可显示右心室前壁、右心室腔、室间隔、左心室腔、左心室后壁、二尖瓣、主动脉根部、主动脉右冠瓣和无冠瓣、升主动脉、左心房、降主动脉短轴和冠状静脉窦等。此切面是用 M 型超声评价左心室功能的标准切面,也是评价主动脉前壁与室间隔的延续状态、左心室流出道、主动脉根部及二尖瓣的理想切面,对于诊断法洛四联症、大动脉转位等具有重要意义。

（一）正常

右心室流出道∶主动脉根部∶左心房约为1∶1∶1;右心室前后径∶左心室前后径约为1∶3;室间隔舒张末期厚度∶左心室后壁舒张末期厚度约为1∶1;主动脉前壁与室间隔相连,主动脉后壁与二尖瓣前瓣呈纤维连接(图 2-3-1)。

（二）异常

1. 冠状静脉窦扩张　胸骨旁左心室长轴切面可显示位于左心房室瓣环后部扩张的冠状静脉窦,该病例为永存左上腔静脉,经冠状静脉窦回流入右心房,造成冠状静脉窦扩张(图 2-3-2)。

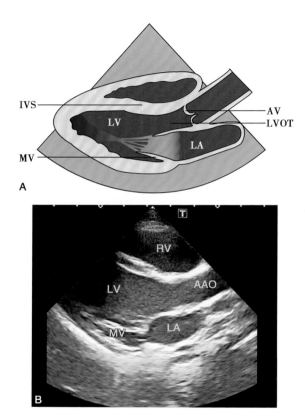

图 2-3-1 胸骨旁左心室长轴切面

A. 模式图。B. 正常超声图像

LV：左心室；LA：左心房；RV：右心室；AV：主动脉瓣；MV：二尖瓣；LVOT：左心室流出道；IVS：室间隔；AAO：升主动脉

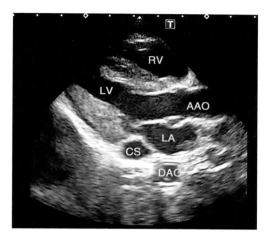

图 2-3-2　永存左上腔静脉
左心室长轴切面显示冠状静脉窦扩张
RV：右心室；LV：左心室；LA：左心房；AAO：升
主动脉；CS：冠状静脉窦；DAO：降主动脉

2. 肥厚型心肌病　左心室长轴切面显示室间隔明显增厚，该病例室间隔：左心室后壁＝2∶1，为非对称性肥厚型心肌病（图 2-3-3）。

3. 室间隔缺损　主动脉前壁与室间隔基底段可见回声脱失（图 2-3-4）。

4. 主动脉瓣下狭窄　左心室长轴切面显示主动脉瓣下纤维隔膜样组织，致使左心室流出道狭窄（图 2-3-5）。

5. 主动脉左心室通道　升主动脉后壁与左心室间可见异常通道（图 2-3-6）。

6. 法洛四联症　主动脉增宽前移，骑跨于室间隔，室缺为主动脉瓣下对位不良型室缺（图 2-3-7）。

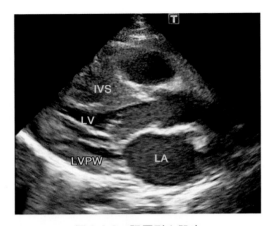

图 2-3-3　肥厚型心肌病
左心室长轴切面显示室间隔明显增厚
LV:左心室;LA:左心房;IVS:室间隔;LVPW:左心室后壁

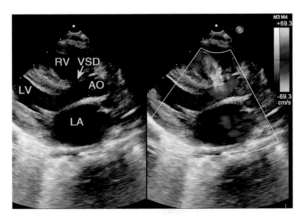

图 2-3-4　室间隔缺损
左心室长轴切面显示室间隔回声脱失,CDFI 显示左
向右分流血流信号
LV:左心室;LA:左心房;RV:右心室;AO:主动脉;
VSD:室间隔缺损

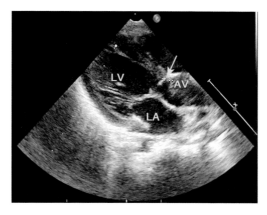

图 2-3-5　主动脉瓣下狭窄
左心室长轴切面显示主动脉瓣下纤维隔膜
LV：左心室；LA：左心房；AV：主动脉瓣；纤维隔
膜（箭头所示）

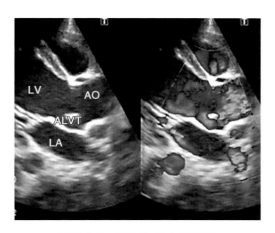

图 2-3-6　主动脉-左心室通道
左心室长轴切面显示主动脉瓣无冠瓣后方连接
主动脉-左心室的异常通道
LV：左心室；LA：左心房；AO：主动脉；ALVT：主
动脉-左心室通道

105

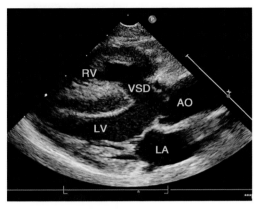

图 2-3-7　法洛四联症

主动脉增宽前移,骑跨于室间隔,室缺位于主动
脉瓣下
RV:右心室;LV:左心室;LA:左心房;AO:主动
脉;VSD:室间隔缺损

7. 完全型大动脉转位　左心室长轴切面
可见两条大动脉呈平行关系,主动脉与右心室
连接,肺动脉与左心室连接,可见主动脉下肌性
圆锥,肺动脉与二尖瓣呈纤维连接,主动脉与三
尖瓣呈肌性连接(图 2-3-8)。

二、胸骨旁右心室流入道切面

探头置于胸骨左缘 3、4 肋间,示标指向右
肩,显示出左心室流出道后,声束向足侧倾斜,
即可显示该切面。该切面显示右心室、右心房、
三尖瓣前叶与后叶,是诊断三尖瓣下移畸形、观
察后叶下移和发育程度的最佳切面。

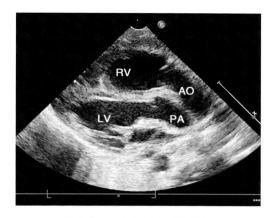

图 2-3-8　完全型大动脉转位

左心室长轴切面可见两条大动脉呈平行关系,主动脉与右心室连接,肺动脉与左心室连接

RV:右心室;LV:左心室;AO:主动脉;PA:肺动脉

（一）正常

右心房与右心室相连,三尖瓣前叶和后叶位于瓣环处,发育良好(图 2-3-9)。

（二）异常

1. 三尖瓣脱垂　收缩期三尖瓣瓣叶突向右心房侧,致使三尖瓣关闭不全(图 2-3-10)。

2. 三尖瓣下移畸形　三尖瓣后叶未附着于三尖瓣瓣环处,而是向下移位,附着于右心室壁上。三尖瓣发育不良时,可见瓣叶短小,三尖瓣大量反流,反流关闭点向心尖移位(图 2-3-11)。

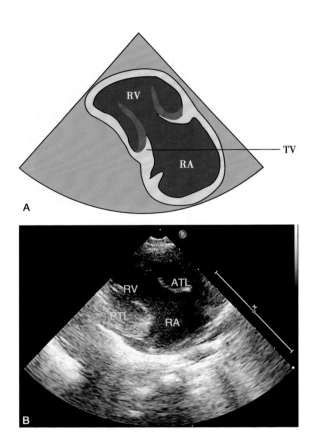

图2-3-9　右心室流入道切面
A.模式图。B.正常超声图像
RV:右心室;RA:右心房;TV:三尖瓣;ATL:三尖
瓣前瓣;PTL:三尖瓣后瓣

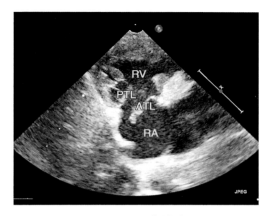

图 2-3-10 三尖瓣脱垂
三尖瓣前瓣腱索及乳头肌断裂,三尖瓣前叶脱垂
RV:右心室;RA:右心房;ATL:三尖瓣前瓣;
PTL:三尖瓣后瓣

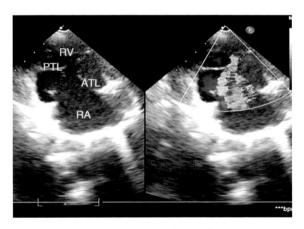

图 2-3-11 三尖瓣下移畸形
三尖瓣后叶下移并大量反流
RV:右心室;RA:右心房;ATL:三尖瓣前瓣;
PTL:三尖瓣后瓣

109

三、胸骨旁右心室流出道长轴切面

探头置于胸骨左缘 3、4 肋间,将探头向左外侧偏移,声束向头及左肩方向倾斜,即可显示该切面。该切面是诊断右心室流出道狭窄和肺动脉瓣狭窄的重要切面。

(一) 正常

右心室流出道无狭窄及扩张,肺动脉瓣回声纤细,活动自如,肺动脉瓣下室间隔完整(图 2-3-12)。

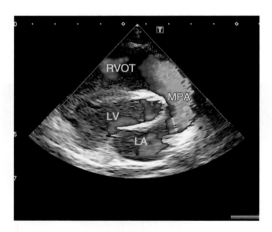

图 2-3-12 胸骨旁右心室流出道长轴切面
RVOT:右心室流出道;LV:左心室;LA:左心房;MPA:主肺动脉

(二) 异常

1. 右心室流出道狭窄 右心室流出道呈膜性或肌性狭窄,血流加速,可见五彩镶嵌状血流信号(图 2-3-13)。

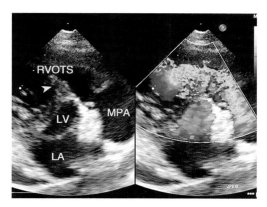

图 2-3-13　右心室流出道狭窄

右心室流出道长轴切面可见肌性狭窄（箭头所示）
RVOTS：右心室流出道狭窄；LV：左心室；LA：左
心房；MPA：主肺动脉

2. 肺动脉瓣疾病　如肺动脉瓣狭窄，肺动脉瓣增厚，开放受限，呈圆顶状，主肺动脉及肺动脉分支可见窄后扩张，主肺动脉可见花彩血流信号（图 2-3-14）。

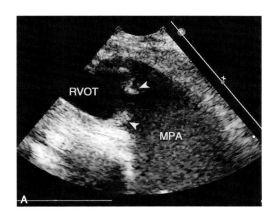

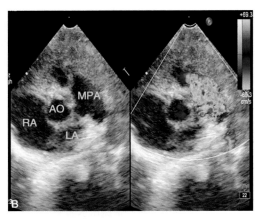

图 2-3-14　肺动脉瓣狭窄

A.右心室流出道长轴局部放大,肺动脉瓣明显
增厚(箭头所示),开放受限,主肺动脉窄后扩
张。B.同一病例大动脉短轴切面,肺动脉瓣狭
窄,CDFI检查显示主肺动脉可见花彩血流信号;
RVOT:右心室流出道;MPA:主肺动脉;AO:主动
脉;LA:左心房;RA:右心房

四、胸骨旁左心室短轴系列切面

显示胸骨旁左心室长轴切面后,探头顺时
针旋转 90°,即可显示该切面,逐渐向心尖推移
探头,可得出不同水平的左心室短轴系列切面。

(一) 二尖瓣水平短轴切面

此图像上可观察的内容如下:①观察心脏
形态,左、右心室心腔的大小及其比例;②观察
室间隔厚度、活动度,有无连续性中断;③观察
二尖瓣的形态活动,有无狭窄、脱垂、瓣叶裂等
情况,并测定瓣口面积;④观察心腔内有无肿
物,观察心肌、心内膜、心包有无积液;⑤室壁有

无节段性运动异常。

1. 正常 右心室呈月牙形包绕左心室,室间隔完整,心室壁及室间隔厚度正常,二尖瓣形态结构正常(图 2-3-15)。

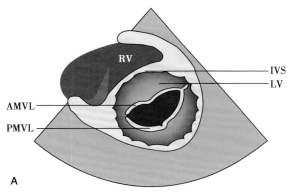

A

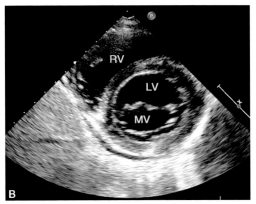

B

图 2-3-15 二尖瓣水平短轴切面
A. 模式图。B. 正常超声图像
RV:右心室;LV:左心室;IVS:室间隔;MV:二尖瓣;AMVL:二尖瓣前叶;PMVL:二尖瓣后叶

2. 异常

（1）双孔二尖瓣：二尖瓣水平左心室短轴切面可见二尖瓣环被纤维组织分隔为两部分（图 2-3-16）。

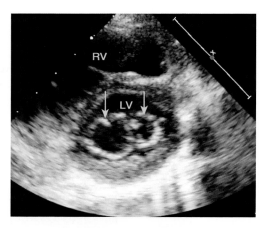

图 2-3-16　双孔二尖瓣
二尖瓣环被纤维组织分隔为两部分，开放受限
RV：右心室；LV：左心室

（2）心室比例失常：左心室扩张时可见左心室形态饱满，室间隔向右心室移位（图 2-3-17）；右心室扩张时，室间隔平直或向左心室移位（图 2-3-18）。

（二）乳头肌水平短轴切面

在二尖瓣短轴切面基础上，探头继续缓慢向下倾斜，二尖瓣叶即会逐渐消失，取而代之的便是左、右两组乳头肌。位于 4~5 点钟处的是前外乳头肌，位于 7~8 点钟处的称为后内乳头

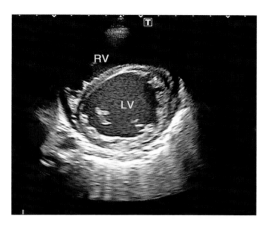

图 2-3-17 左心室扩张
左心室形态饱满,室间隔向右心室移位
RV:右心室;LV:左心室

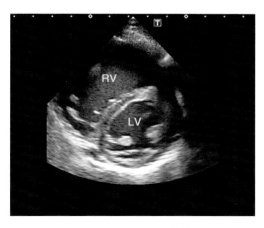

图 2-3-18 右心室扩张
右心室形态饱满,室间隔向左心室移位
RV:右心室;LV:左心室

肌。从此切面可观察室间隔肌部有无缺损、心腔内有无肿物;观察心肌、心内膜、心包,室壁有无节段性运动异常等内容(图 2-3-19)。

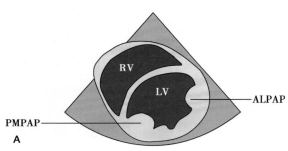

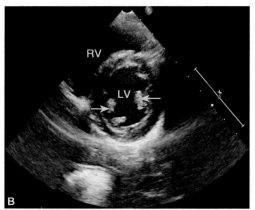

图 2-3-19　乳头肌水平短轴切面
A. 模式图。B. 正常超声图像
RV:右心室;LV:左心室;ALPAP:前外乳头肌;
PMPAP:后内乳头肌

1. 肌部室间隔缺损　心室短轴切面可见回声脱失,CDFI 可见分流血流信号(图 2-3-20)。

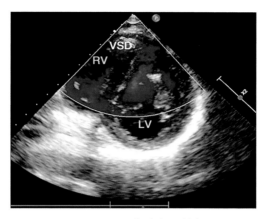

图 2-3-20　肌部室间隔缺损
心室短轴可见室水平左向右分流血流信号
RV：右心室；LV：左心室；VSD：室间隔缺损

2. 左冠状动脉起源于肺动脉　心肌显示
丰富的冠脉间侧支交通血流信号（图 2-3-21）。

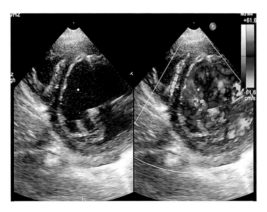

图 2-3-21　左冠状动脉起源于肺动脉
心室短轴切面室间隔处显示丰富的冠脉间侧支
交通血流信号

（三）心尖水平短轴切面

在乳头肌水平短轴切面基础上，探头向心尖滑动，声束继续缓慢向心尖倾斜，主要观察内容同上（图 2-3-22）。

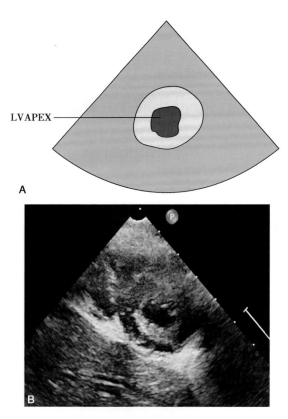

图 2-3-22　心尖水平短轴切面

A. 模式图。B. 超声正常图像，心尖水平短轴切面

LVAPEX：左心室心尖

1. 心内膜弹力纤维增生症　可见心内膜增厚、回声增强（图2-3-23）。

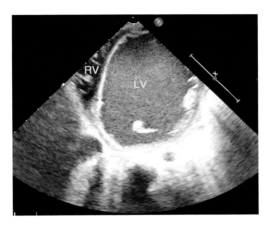

图2-3-23　心内膜弹力纤维增生症
左心室明显增大，心内膜增厚，回声增强
RV：右心室；LV：左心室

2. 心肌致密化不全　可见心肌结构疏松，呈网格样改变，血流穿行于粗大的肌小梁（图2-3-24）。

五、心底大动脉短轴切面

显示胸骨旁左心室长轴切面后，探头顺时针旋转90°，探头向上推移，示标指向左肩，即可显示该切面。患儿左侧卧位可显示更清晰。该切面是诊断主动脉瓣叶畸形、冠状动脉畸形，辨别大动脉位置关系及观察右心室流出道的重要切面。

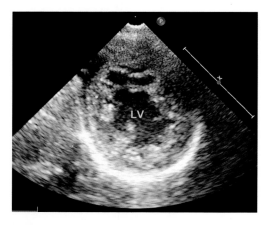

图 2-3-24　心肌致密化不全

左心室短轴近心尖部可见心肌结构疏松、肌小梁粗大,呈现较深的窦隙

LV:左心室

(一) 正常

右心室流出道、主动脉根部、左心房三者内径相仿,肺动脉位于左前呈长轴,主动脉位于右后呈短轴。右心室流出道-主肺动脉半包绕主动脉根部,主动脉瓣 3 个瓣,瓣叶开放呈三角形,关闭呈 Y 型,左冠状动脉瓣位于左前方,右冠状动脉瓣位于右前方,无冠状动脉瓣位于后方(图 2-3-25)。左冠状动脉起源于主动脉左冠状动脉窦,分为前降支和回旋支两个主要分支;右冠状动脉起源于主动脉右冠状动脉窦(图 2-3-26,图 2-3-27)。

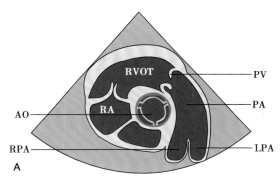

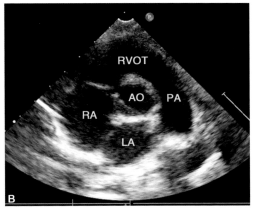

图 2-3-25　大动脉短轴切面

A. 模式图。B. 正常超声图,肺动脉位于左前呈长轴,主动脉位于右后呈短轴,右心室流出道-主肺动脉包绕主动脉根部

RA:右心房;LA:左心房;AO:主动脉;RVOT:右心室流出道;PV:肺动脉瓣;PA:肺动脉;LPA:左肺动脉;RPA:右肺动脉

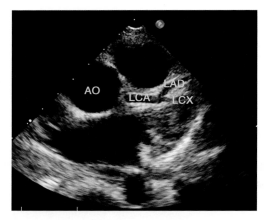

图 2-3-26　左冠状动脉

大动脉短轴可显示左冠状动脉起源于主动脉左
冠窦,分出前降支和回旋支两个分支

AO:主动脉;LCA:左冠状动脉;LAD:左前降支;
LCX:左回旋支

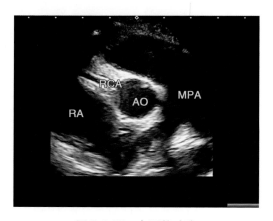

图 2-3-27　右冠状动脉

起源于主动脉右冠窦

AO:主动脉;RA:右心房;MPA:主肺动脉;
RCA:右冠状动脉

（二）异常

1. 主动脉瓣叶畸形 二瓣畸形，收缩期呈"鱼口状"，关闭呈"一"字型（图 2-3-28）；单瓣畸形，开放时呈大圆套小圆，关闭时无关闭线（图 2-3-29）；四瓣畸形关闭时呈"田"字型（图 2-3-30）。

2. 冠状动脉畸形 左冠状动脉起源于肺动脉根部，或冠状动脉走行异常（图 2-3-31、图 2-3-32）。

3. 冠状动脉扩张 多见于川崎病，累及一侧或双侧冠状动脉（图 2-3-33、图 2-3-34）。

4. 冠状动脉-肺动脉瘘 主肺动脉内可见舒张期为主的异常血流信号（图 2-3-35）。

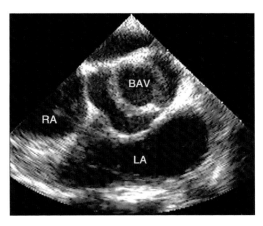

图 2-3-28 主动脉瓣二瓣畸形

心底大动脉短轴可见主动脉瓣两个瓣叶，瓣叶增厚，开放呈鱼口状

LA：左心房；RA：右心房；BAV：主动脉瓣二瓣

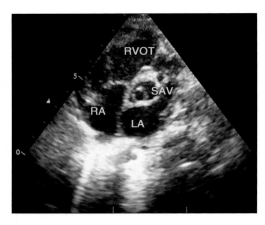

图 2-3-29 主动脉瓣单瓣畸形

心底大动脉短轴可见主动脉瓣叶开放呈同心圆征
LA：左心房；RA：右心房；SAV：主动脉瓣单瓣；
RVOT：右心室流出道

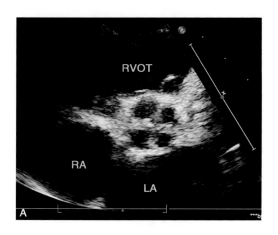

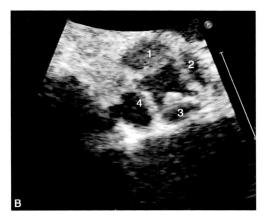

图 2-3-30 主动脉瓣四瓣畸形

A. 瓣叶关闭呈"田"字型。B. 瓣叶开放呈"口"字型,1、2、3、4 表示四个瓣叶

LA:左心房;RA:右心房;RVOT:右心室流出道

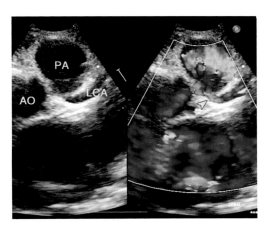

图 2-3-31 左冠状动脉起源肺动脉

左冠状动脉起源于肺动脉根部后壁(箭头所示),可见左冠状动脉内逆向血流信号

AO:主动脉;PA:肺动脉;LCA:左冠状动脉

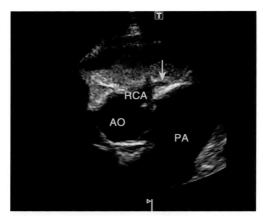

图 2-3-32 冠状动脉走行异常

法洛四联症右冠状动脉分支横跨右心室流出道
（箭头所示）

RCA：右冠状动脉；AO：主动脉；PA：肺动脉

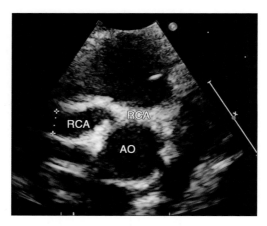

图 2-3-33 川崎病右冠状动脉扩张

大动脉短轴可见右冠状动脉明显增宽，内膜欠光滑

AO：主动脉；RCA：右冠状动脉

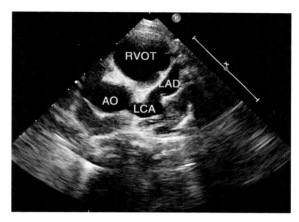

图 2-3-34 川崎病左冠状动脉扩张

大动脉短轴可见左冠状动脉增宽,局部呈瘤样改变

AO:主动脉;LCA:左冠状动脉;LAD:左前降支;RVOT:右心室流出道

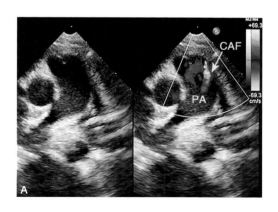

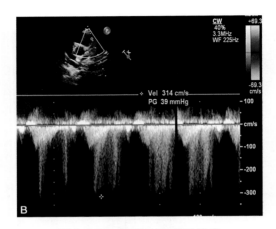

图 2-3-35　冠状动脉-肺动脉瘘

A.彩色多普勒超声图像,主肺动脉内可见异常血流信号。B.冠状动脉-肺动脉瘘频谱,舒张期为主的高速血流

CAF:冠状动脉瘘;PA:肺动脉

5. 大动脉位置异常　正常肺动脉包绕主动脉关系消失,两条大动脉均呈短轴(图 2-3-36)。

六、大动脉短轴左高位切面

在大动脉短轴切面基础上,心底大动脉短轴切面向上平推一个肋间。关注主肺动脉、肺动脉分支、主动脉肺动脉隔,有无动脉导管。该切面是诊断动脉导管未闭、左右肺动脉狭窄、左或右肺动脉缺如、肺动脉吊带及主动脉肺动脉隔缺损的重要切面。

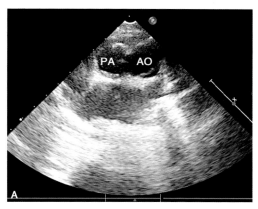

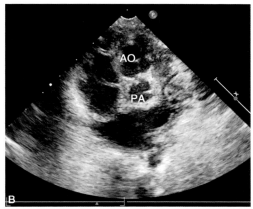

图 2-3-36 大动脉根部位置异常

A. 两条大动脉呈左右排列。B. 两条大动脉呈
前后排列

AO:主动脉;PA:肺动脉

（一）正常

在此切面可显示部分主肺动脉及左、右肺动脉（图 2-3-37）。

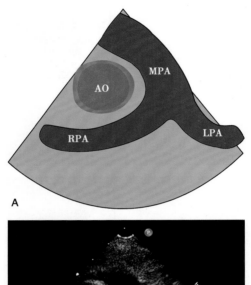

图 2-3-37 左高位切面

A. 模式图。B. 正常超声图像

AO：主动脉；MPA：主肺动脉；RPA：右肺动脉；LPA：左肺动脉

（二）异常

1. 动脉导管未闭　在此切面呈"三指征"，由左至右为动脉导管、左肺动脉、右肺动脉（图2-3-38）。

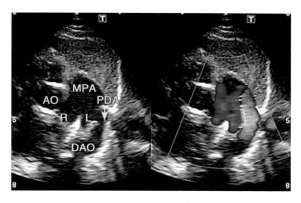

图 2-3-38　动脉导管未闭

左高位切面，动脉导管、左肺动脉、右肺动脉自左向右排列，呈"三指征"

AO：主动脉；MPA：肺动脉；R：右肺动脉；L：左肺动脉；PDA：动脉导管未闭；DAO：降主动脉

2. 肺动脉狭窄　主肺动脉狭窄，左或右肺动脉狭窄（图 2-3-39）。

3. 肺动脉缺如　左或右肺动脉未探及（图2-3-40）

4. 肺动脉瓣缺如　肺动脉瓣口正常瓣叶结构消失或仅存纤维嵴，瓣环狭窄，高速血流往返于右心室流出道与主肺动脉之间，主肺动脉甚至左右肺动脉明显增宽（图2-3-41）。

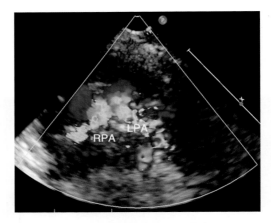

图 2-3-39 肺动脉分支狭窄
左、右肺动脉狭窄,CDFI 可见花彩血流信号
RPA:右肺动脉;LPA:左肺动脉

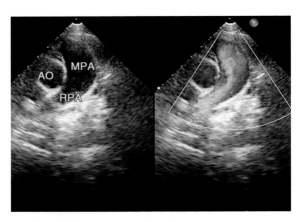

图 2-3-40 左肺动脉缺如
左高位切面左肺动脉未探及
AO:主动脉;MPA:主肺动脉;RPA:右肺动脉

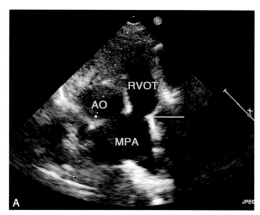

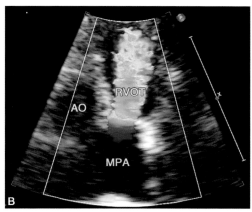

图 2-3-41 肺动脉瓣缺如

A. 二维超声图像,肺动脉瓣口未见瓣叶回声,瓣环缩窄,主肺动脉及左右肺动脉增宽。B. 彩色多普勒超声图像,CDFI 舒张期可见肺动脉瓣口大量高速反流,右心室流出道及主肺动脉增宽

AO:主动脉;RVOT:右心室流出道;MPA:主肺动脉

5. 肺动脉吊带 可见左肺动脉起源于右肺动脉中段,向左后走行,CT 可显示左肺动脉走行于气管后方,压迫气管(图 2-3-42,图 2-3-43)。

6. 右肺动脉起源于升主动脉 可见右肺动脉开口于升主动脉壁(图 2-3-44)。

七、胸骨旁双动脉长轴切面

(一) 正常

在左高位切面基础上,声束向右肩头侧倾斜即可取得该切面,可显示长轴位的主动脉肺动脉隔(图 2-3-45)。

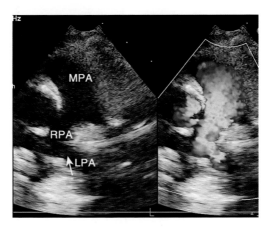

图 2-3-42 肺动脉吊带

左肺动脉起源于右肺动脉中段,向左后走行

MPA:主肺动脉;RPA:右肺动脉;LPA:左肺动脉

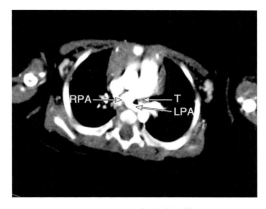

图 2-3-43 肺动脉吊带
CT 示左肺动脉起源于右肺动脉,绕气管后方向
左走行,气管受压
　　RPA:右肺动脉;LPA:左肺动脉;T:气管

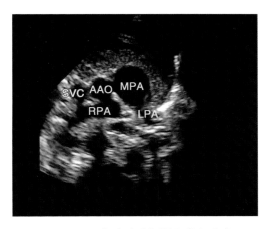

图 2-3-44 右肺动脉起源于升主动脉
胸骨上窝肺动脉分叉处未见右肺动脉发出,可
见右肺动脉异常起源于升主动脉后壁
SVC:上腔静脉;AAO:升主动脉;MPA:主肺动
脉;RPA:右肺动脉;LPA:左肺动脉

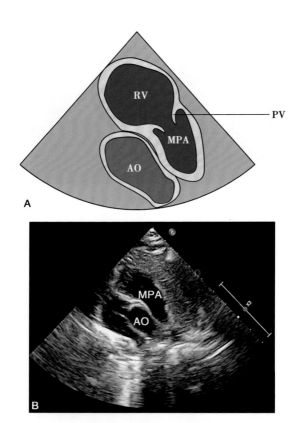

图 2-3-45　胸骨旁双动脉长轴
A. 模式图。B. 正常超声图像
RV：右心室；AO：主动脉；PV：肺动脉瓣；
MPA：主肺动脉

（二）异常

主动脉肺动脉隔缺损：升主动脉与主肺动脉间隔回声中断，断端回声增强（图 2-3-46）。

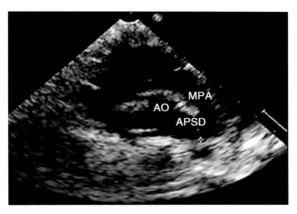

图 2-3-46　主动脉肺动脉隔缺损
胸骨旁双动脉长轴切面显示远端型的主动脉肺
动脉隔缺损
AO：主动脉；MPA：主肺动脉；APSD：主动脉肺
动脉隔缺损

（张　帅　贺新建）

第四节　胸骨上窝透声窗系列切面

一、胸骨上窝主动脉弓长轴切面

探头置于胸骨上窝，示标指向 1 点，声束向胸骨倾斜，可显示该切面。可显示主动脉弓及三个头臂分支和降主动脉。该切面是诊断主动脉弓畸形（如缩窄、离断、发育异常等）、主动肺动脉隔缺损、右肺动脉缺如的重要切面。

（一）正常

主动脉弓、降主动脉及头臂分支连续完整，主动脉弓下方为右肺动脉短轴（图 2-4-1）。

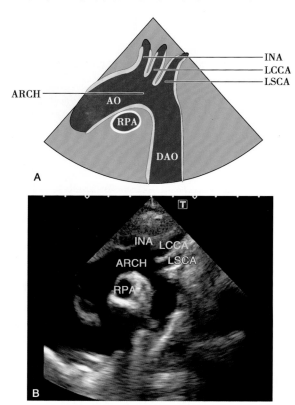

图 2-4-1　胸骨上窝主动脉弓长轴切面
A. 模式图。B. 正常超声图像
RPA：右肺动脉；ARCH：主动脉弓；AO：主动脉；
INA：无名动脉（头臂干）；LCCA：左颈总动脉；
LSCA：左锁骨下动脉；DAO：降主动脉

（二）异常

1. 左位主动脉弓伴右锁骨下动脉迷走
可见右锁骨下动脉起源于降主动脉，向右走行
（图 2-4-2）。

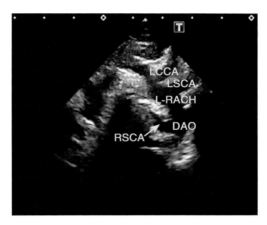

图 2-4-2 左位主动脉弓伴右锁骨下动脉迷走
胸骨上窝主动脉弓长轴切面显示右锁骨下动脉
迷走起源于降主动脉，向右走行
L-ARCH：左位主动脉弓；LCCA：左颈总动脉；
LSCA：左锁骨下动脉；DAO：降主动脉；RSCA：右
锁骨下动脉

2. 主动脉弓缩窄 左锁骨下动脉起始处，
远端降主动脉可见局限性缩窄，流速明显增快，
远端可见窄后扩张（图 2-4-3）。

3. 主动脉弓离断 该切面是诊断主动脉
弓离断并进行分型的重要切面（图 2-4-4，图 2-
4-5，图 2-4-6）。

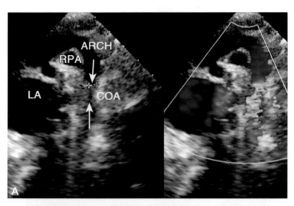

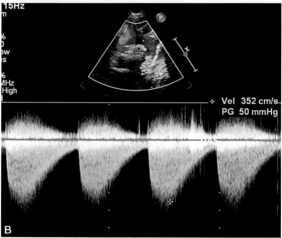

图 2-4-3　主动脉弓缩窄

A.二维超声及彩色多普勒超声图像,降部可见局限性缩窄,内膜增厚,血流加速。B.主动脉弓降部缩窄频谱

RPA:右肺动脉;ARCH:主动脉弓;COA:主动脉缩窄;LA:左心房

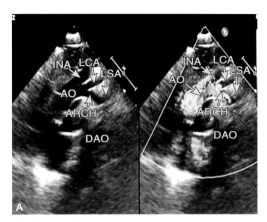

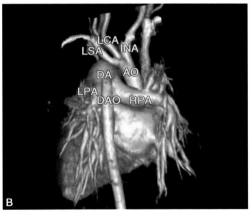

图 2-4-4　主动脉弓离断（A 型）

A. 超声图像，主动脉弓于左锁骨下动脉远端连续性中断，横弓发育不良，红色箭头所指为离断盲端。B. CT 三维成像图，主动脉弓于左锁骨下动脉远端连续性中断

AO：升主动脉；INA：无名动脉（头臂干）；ARCH：主动脉弓；LCA：左颈总动脉；LSA：左锁骨下动脉；DAO：降主动脉；RPA：右肺动脉；LPA：左肺动脉

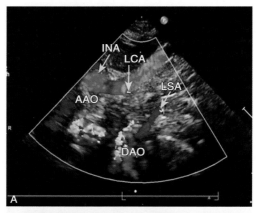

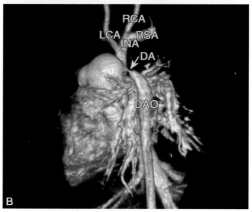

图 2-4-5 主动脉弓离断(B型)

A.超声图像,主动脉弓于左颈总动脉与左锁骨下动脉之间连续性中断。B.CT三维成像图,主动脉弓于左颈总动脉远端连续性中断

AAO:升主动脉;INA:无名动脉(头臂干);LCA:左颈总动脉;LSA:左锁骨下动脉;DAO:降主动脉;RCA:右颈总动脉;RSA:右锁骨下动脉

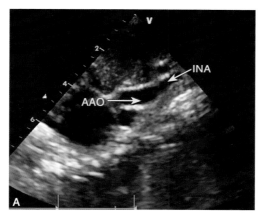

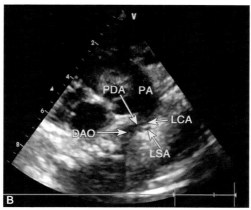

图 2-4-6　主动脉弓离断（C 型）

A. 超声图像，主动脉弓于左颈总动脉与头臂干之间连续性中断。B. 超声图像，主动脉弓于左颈总动脉与头臂干之间连续性中断

AAO：升主动脉；INA：无名动脉（头臂干）；LCA：左颈总动脉；LSA：左锁骨下动脉；DAO：降主动脉；PA：肺动脉；PDA：动脉导管

4. 永存左侧第五主动脉弓　永存第五对主动脉弓(persistent fifth aortic arch,PFM)是由于胚胎期第五对腮动脉弓没有及时退化残留下来而形成的一种非常罕见的先天性心血管畸形,又称第五对主动脉弓残存或第五弓残存(图 2-4-7)。

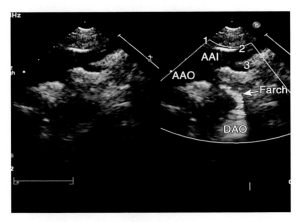

图 2-4-7　永存左侧第五主动脉弓
第四弓离断,第五弓缩窄(手术证实),升主动脉分为两支:三支头臂动脉起源于离断的第四弓,第五弓延续为降主动脉,可见缩窄
AAO:升主动脉;AAI:离断的第四弓;Farch:第五弓;DAO:降主动脉

5. 主肺动脉间隔缺损　可见升主动脉与主肺动脉之间回声脱失(图 2-4-8)。

二、胸骨上窝上腔静脉长轴切面

在胸骨上窝主动脉短轴切面基础上,探头向右推移,向前调整声束,即可显示该切面。

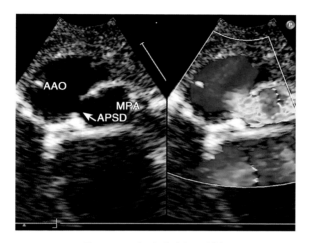

图 2-4-8　主肺动脉间隔缺损
胸骨上窝可见升主动脉与主肺动脉之间回声脱失
AAO：升主动脉；MPA：主肺动脉；APSD：主动脉
肺动脉隔缺损

（一）正常

此切面主动脉弓由长轴变为短轴，上方为
左侧无名静脉长轴，右侧是上腔静脉冠状切面
长轴，下方为右肺动脉长轴。该切面可评价右
肺动脉发育，观察有无左上腔静脉及垂直静脉
（图 2-4-9）。

（二）异常

1. 永存左上腔静脉　主动脉弓上方未探
及左侧无名静脉长轴，探头向左侧移动调整声
束方向，可见永存左上腔静脉在降主动脉左侧
向下走行，一般情况下经冠状静脉窦回流入右
心房（图 2-4-10）。

145

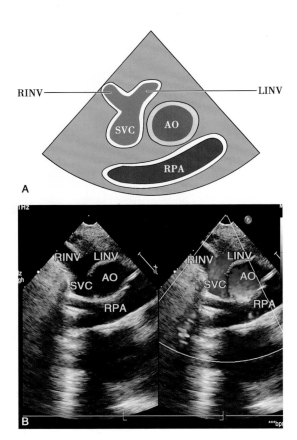

图 2-4-9　正常上腔静脉长轴切面
A. 模式图。B. 正常超声图像
LINV：左无名静脉；RINV：右无名静脉；SVC：上
腔静脉；AO：主动脉；RPA：右肺动脉

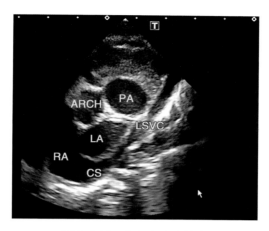

图 2-4-10　永存左上腔静脉
可探及左侧上腔静脉经冠状静脉窦回流入右心房
ARCH：主动脉弓；PA：肺动脉；LSVC：永存左上腔
静脉；LA：左心房；RA：右心房；CS：冠状静脉窦

2. 左无名静脉弓下走行　主动脉弓上方未见左侧无名静脉，于主动脉弓下方与右肺动脉之间可见左侧无名静脉经桥静脉回流入上腔静脉（图 2-4-11）。

3. 完全型肺静脉异位引流（心上型）　于主动脉弓左侧可见上行的垂直静脉汇入左侧无名静脉，经上腔静脉回流入右心房。垂直静脉-左无名静脉-上腔静脉组成所谓的"静脉弓"（图 2-4-12）。

三、胸骨上窝左心房肺静脉切面

在标准的胸骨上窝短轴切面基础上，声束略向胸壁倾斜，右肺动脉下方可见左心房后部

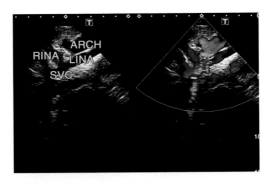

图 2-4-11　左无名静脉弓下走行
胸骨上窝可见左无名静脉走行于主动脉弓下方,与
右侧无名静脉汇合成上腔静脉
RINV:右无名静脉;LINV:左无名静脉;SVC:上腔静
脉;ARCH:主动脉弓

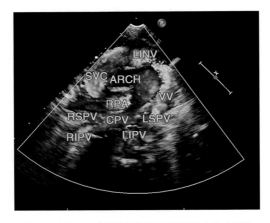

图 2-4-12　完全型肺静脉异位引流(心上型)
可见四支肺静脉汇合成肺总静脉,经垂直静脉引流
至左无名静脉,回流入上腔静脉,形成"静脉弓"
ARCH:主动脉弓;LINV:左无名静脉;SVC:上腔静
脉;RPA:右肺动脉;RSPV:右上肺静脉;RIPV:右下
肺静脉;LSPV:左上肺静脉;LIPV:左下肺静脉;
CPV:肺总静脉;VV:垂直静脉

冠状切面完整显示,调节声束可见四支肺静脉分别开口于左心房的四个角,该切面又称为"螃蟹征切面"。用 CDFI,降低彩色量程,可见四支肺静脉的血流汇入左心房。该切面是同时观察四支肺静脉与左心房连接的最佳切面(图2-4-13)。

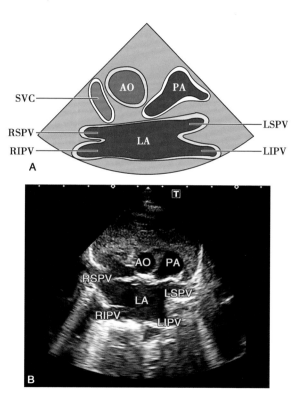

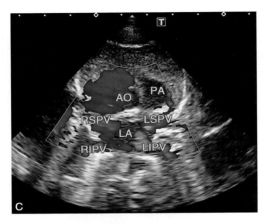

图 2-4-13　胸骨上窝左心房肺静脉切面(螃蟹
征切面)

A.模式图。B.正常超声二维图像,胸骨上窝左
心房肺静脉切面(螃蟹征切面),四支肺静脉回
流入左心房。C.彩色多普勒超声图像

AO:主动脉,LA:左心房;RSPV:右上肺静脉;
RIPV:右下肺静脉;LSPV:左上肺静脉;LIPV:左
下肺静脉;PA:肺动脉;SVC:上腔静脉

四、主动脉弓长轴衍生切面:胸骨上窝左肺动脉长轴切面

在胸骨上窝主动脉弓长轴切面基础上,探头逆时针旋转,示标指向 11 点方向,声束向左肺门方向倾斜。该切面可显示左肺动脉长轴和降主动脉,是诊断动脉导管未闭,并观察导管形态的重要切面。该切面接近于心导管造影左侧位,同时也是观察左肺动脉形态结构的重要切面。

（一）正常

显示左肺动脉起源于主肺动脉，左肺动脉通畅，降主动脉与左肺动脉之间未见异常连接：（图 2-4-14）。

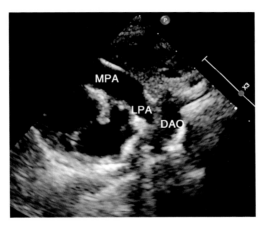

图 2-4-14　胸骨上窝左肺动脉长轴切面
MPA：主肺动脉；LPA：左肺动脉；DAO：降主动脉

（二）异常

1. 动脉导管未闭　该切面接近于心导管造影时动脉导管的显示，是对动脉导管分型的重要切面（图 2-4-15）。

2. 左肺动脉狭窄　左肺动脉内径小，CDFI可见花彩血流信号（图 2-4-16）。

五、胸骨上窝主动脉弓短轴切面

在胸骨上窝主动脉弓长轴切面的基础上，探头顺时针旋转，示标指向 3 点钟位置，即可显

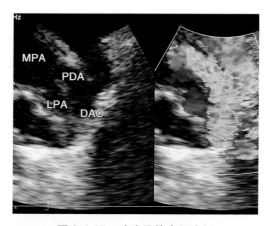

图 2-4-15 动脉导管未闭病例
胸骨上窝左肺动脉长轴切面可见动脉导管未闭,近似管型
MPA:主肺动脉;LPA:左肺动脉;PDA:动脉导管未闭;DAO:降主动脉

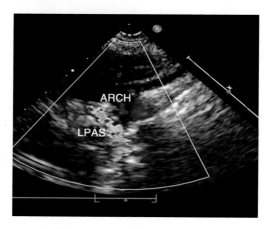

图 2-4-16 左肺动脉狭窄病例
左肺动脉可见花彩血流信号
ARCH:主动脉弓;LPAS:左肺动脉狭窄

示该切面。

（一）正常

头臂动脉第一分支为头臂干，指向右肩，且分出右颈总动脉及右锁骨下动脉（图 2-4-17）。

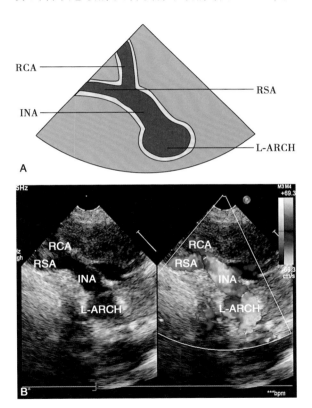

图 2-4-17　主动脉弓短轴切面
A. 模式图。B. 正常超声图像

RCA：右颈总动脉；RSA：右锁骨下动脉；INA：头臂干；L-ARCH：左位主动脉弓

（二）异常

右位主动脉弓短轴切面：头臂动脉第一分支指向左肩，即为右位主动脉弓（图2-4-18）。

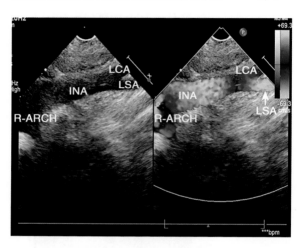

图2-4-18　右位主动脉弓短轴切面
LCA：左颈总动脉；LSA：左锁骨下动脉；INA：头臂干；R-ARCH：右位主动脉弓

（陈娇阳　贺新建）

第五节　特殊补充切面

部分患儿由于肥胖或者受胸腔内气体影响，左侧胸骨旁和剑突下系列切面显示欠清晰，可以右侧胸骨旁透声窗作为重要的补充切面。

一、右侧胸骨旁四腔心切面

患者右侧卧位，探头置于右侧胸骨旁3、4肋间，示标指向4点钟位置，可获得该切面。该切面声束与房间隔垂直,是诊断较大患儿及成人房间隔缺损的重要切面(图 2-5-1)。

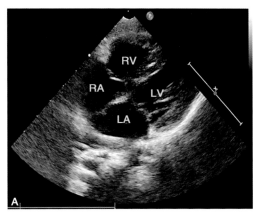

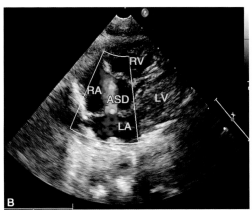

图 2-5-1　右侧胸骨旁四腔心切面

A. 正常切面。B. 房间隔缺损病例右侧胸骨旁四腔心切面彩色多普勒图像

RA:右心房;LA:左心房;RV:右心室;LV:左心室;ASD:房间隔缺损

二、右侧胸骨旁矢状切面

探头置于右侧胸骨旁第 2、3 肋间,示标指向 12 点方向,可清晰显示上腔静脉,向下移动探头可显示上腔静脉与右心房连接及其与房间隔的关系;探头继续向下移动,可显示下腔静脉与右心房连接及其与房间隔的关系。该切面是诊断较大患儿及成人房间隔缺损和分型的理想切面,亦可清晰显示 PICC 管位置(图 2-5-2)。

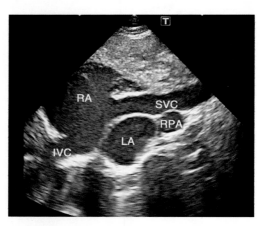

图 2-5-2 右侧胸骨旁矢状切面
RA:右心房;LA:左心房;SVC:上腔静脉;
IVC:下腔静脉;RPA:右肺动脉

三、右胸骨旁上腔静脉-奇静脉弓切面

(一) 正常

将探头放在右胸骨旁高位,首先切出上腔

静脉长轴,适当调整探头使上腔静脉长轴呈水平位即可显示奇静脉弓。观察内容:可见上腔静脉引流入右心房内,左、右心房房间隔完整,左心房上方可见右肺动脉短轴切面,其上方可见奇静脉自后方汇入上腔静脉。CDFI 呈红色血流信号(图 2-5-3)。

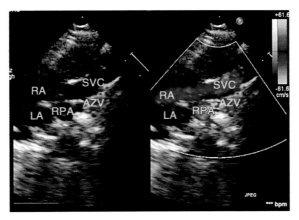

图 2-5-3　正常右胸骨旁上腔静脉-奇静脉弓切面
RA:右心房;LA:左心房;RPA:右肺动脉;
SVC:上腔静脉;AZV:奇静脉

(二) 异常

1. 心上型完全型肺静脉异位引流　当回流入奇静脉时,肺静脉引流途径:肺总静脉腔、奇静脉、上腔静脉、右心房,奇静脉增宽,血流增多(图 2-5-4)。

2. 下腔静脉离断　下半身静脉血液通过奇静脉回流,奇静脉增宽,血流增多(图 2-5-5)。

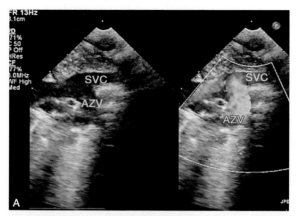

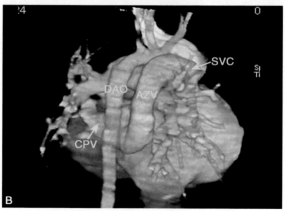

图 2-5-4　肺静脉异位引流病例

A.超声图像。B.同一病例 CT 三维增强造影成像图

DAO:降主动脉；AZV:奇静脉；CPV:肺静脉共同腔；SVC:上腔静脉

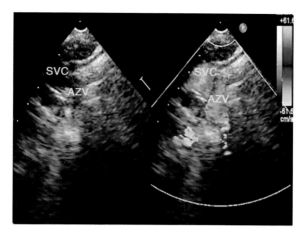

图 2-5-5　下腔静脉离断病例
SVC：上腔静脉；AZV：奇静脉

四、左胸骨旁三血管气管切面

在大动脉短轴左高位切面基础上，声束向头侧及右肩部倾斜可获得此切面。

（一）正常

此切面由右向左排列上腔静脉、主动脉、肺动脉，主动脉与肺动脉紧密相邻呈"V"型（图 2-5-6）。

（二）异常

1. 双主动脉弓　自升主动脉发出的双主动脉弓于降主动脉汇合，围绕呈"O"型环（图 2-5-7）。

2. 双主动脉弓左弓闭锁　右主动脉弓延续为降主动脉，左主动脉弓中断，未与降主动脉

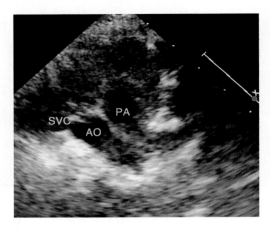

图 2-5-6 正常胸骨旁三血管气管切面

SVC:上腔静脉;AO:主动脉;PA:肺动脉

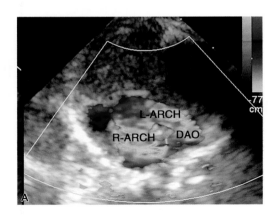

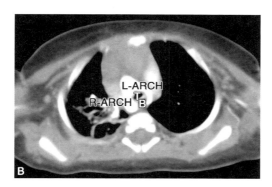

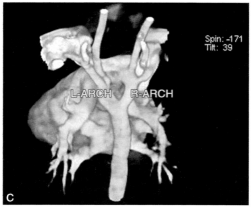

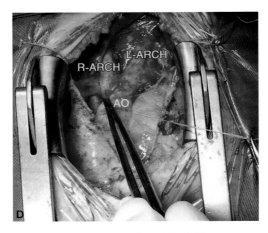

图 2-5-7 双主动脉弓病例

A.超声图像。B.同一病例 CTA 断层扫描成像,双主动脉弓于降主动脉汇合,形成"O"型环,包绕气管与食管。C.同一病例 CTA 三维重建图。D.同一病例双主动脉弓术中所见

R-ARCH:右主动脉弓;L-ARCH:左主动脉弓;DAO:降主动脉;T:气管;B:食管;AO:升主动脉

连接,降主动脉发出憩室样结构,尖端指向左侧(图 2-5-8)。该患儿咳嗽、喘憋,患有反复性阻塞性肺炎,行纤维支气管镜检查示:支气管近端外压性狭窄(图 2-5-8)。同一病例 CT 三维重建图提示:右主动脉弓发出右颈总动脉、右锁骨下动脉后延续为降主动脉;左主动脉弓发出左颈总动脉、左锁骨下动脉后中断(黑色箭头),未与降主动脉连接;降主动脉发出憩室样结构,尖端指向左侧(红色箭头所示);左肺动脉近端分叉处可见小突起(绿色箭头所示)(图 2-5-8)。术

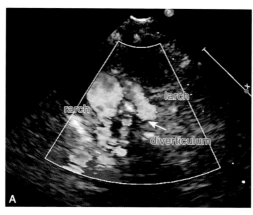

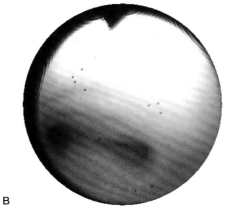

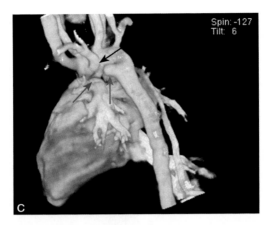

图 2-5-8　双主动脉弓合并左弓闭锁病例
A. 超声图像。B. 同一病例纤维支气管镜检支
气管近端外压性狭窄。C. 同一病例 CT 三维重
建图,右主动脉弓发出右颈总动脉、右锁骨下动
脉后延续为降主动脉;左主动脉弓发出左颈总
动脉、左锁骨下动脉后中断(黑色箭头),未与
降主动脉连接;降主动脉发出憩室样结构,尖端
指向左侧(红色箭头所示);左肺动脉近端分叉
处可见小突起(绿色箭头所示)
rarch:右主动脉弓;larch:左主动脉弓;diverticu-
lum:憩室

中所见:右主动脉弓发出右颈总动脉、右锁骨下
动脉后延续为降主动脉,左主动脉弓发出左颈
总动脉、左锁骨下动脉后闭锁,呈纤维组织条索
与降主动脉连接压迫气管,并可见动脉导管韧
带压迫气管。

　　3. 右位主动脉弓伴左锁骨下动脉迷走
主动脉与肺动脉距离增大,其间可见食管气管

（饮水后食管内液体流动显影,其前方强回声区为气管）,主动脉位于气管食管右侧,并可见左锁骨下动脉自降主动脉发出,沿气管、食管后方向左走行(图2-5-9)。

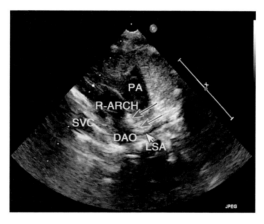

图2-5-9　右位主动脉弓伴左锁骨下动脉迷走病例

左锁骨下动脉走行于气管与食管后方(红色箭头为饮水后充盈的食管,绿色箭头为气管位置)

SVC:上腔静脉;R-ARCH:右主动脉弓;DAO:降主动脉;PA:肺动脉;LSA:左锁骨下动脉

（陈娇阳　贺新建）

第三章

新生儿先天性心脏病
筛查流程

先天性心脏病发病率高、危害大。在我国，先天性心脏病位居出生缺陷首位，活产新生儿发病率为 8.94‰，其中重症先天性心脏病发病率为 2.74‰，形势严峻。目前新生儿先天性心脏病诊治技术成熟：全国有 500 多家医院可开展先天性心脏病诊治，部分患儿经过心脏手术存活率>97%，且先天性心脏病的诊断和治疗已纳入国家医保。

"双指标"法筛查新生儿先天性心脏病具有可靠性和可操作性，在国家卫生健康委员会妇幼健康司儿童卫生处的引领和倡导下，"双指标"法筛查新生儿先天性心脏病项目已在全国各地全面推行。

一、新生儿双指标检查即心脏听诊和经皮脉搏血氧饱和度测定

（一）筛查指标 1：心脏听诊

1. 心脏瓣膜听诊区 心脏瓣膜启闭所产生的声音传导至体表最易听清的部位与其解剖

部位不完全一致,主要包括:①二尖瓣区:心尖部,左锁骨中线内侧第 5 肋间;②肺动脉瓣区:胸骨左缘第 2 肋间;③主动脉瓣区:胸骨右缘第 2 肋间;④主动脉瓣第二听诊区:胸骨左缘第 3 肋间;⑤三尖瓣区:胸骨体下端近剑突稍偏右或稍偏左(图 3-0-1)。

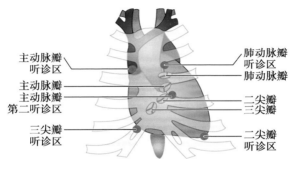

图 3-0-1 心脏瓣膜听诊区

2. 听诊顺序 二尖瓣区→肺动脉瓣区→主动脉瓣区→主动脉瓣第二听诊区→三尖瓣区

3. 心脏杂音产生原因 血流加速、瓣膜或大血管狭窄、瓣膜关闭不全、异常血流通道、心腔异物或异常结构、大血管瘤样扩张等。

4. 心脏杂音强度分级(表 3-0-1) Levine 6 级分级法,主要用于收缩期杂音。舒张期杂音可用该分级也可分为轻、中、重三级,≥3/6 级多为器质性病变。目前在新生儿的筛查体系中,≥2/6 级为筛查阳性(表 3-0-2,表 3-0-3)。

表 3-0-1 心脏杂音强度分级

级别	响度	听诊特点	有无震颤
1	最轻	很弱,安静环境下仔细听诊才听到,易被忽略	无
2	轻度	较易听到,不太响亮	无
3	中度	明显的杂音,较响亮	无/可能有
4	响亮	杂音响亮	有
5	很响	杂音很强,且向四周甚至背部传导	明显
6	最响	杂音震耳,听诊器离胸壁一定距离也能听到	强烈

表 3-0-2 收缩期病理性杂音

部位	病种	特点
胸骨左缘上部	肺动脉狭窄	喷射性,有或无震颤,轻者 S2 分裂明显
	房间隔缺损	喷射性,S2 固定分裂
	肺动脉分支狭窄	喷射性,P2 亢进
	法洛四联症	喷射性,S2 响亮单一
	主动脉缩窄	喷射性,左侧肩胛区最响
	完全型肺静脉异位引流	喷射性,S2 固定分裂,左上前胸可闻及垂直静脉杂音

续表

部位	病种	特点
胸骨左缘下部	室间隔缺损	全收缩期,可有震颤
	完全型房室间隔缺损	可伴舒张期杂音
	三尖瓣反流	全收缩期
	肥厚梗阻型心肌病	喷射性,杂音随体位而异
心尖部	二尖瓣反流	全收缩期,左腋下传导,心前区最响
	二尖瓣脱垂	脱垂产生收缩中期喀喇音,若有反流产生收缩晚期
胸骨右缘上部	主动脉瓣狭窄	喷射性,有或无震颤,S2 可单一
	主动脉瓣下狭窄	喷射性,无喀喇音,可伴主动脉瓣反流的舒张期杂音

表 3-0-3　舒张期病理性杂音

部位	病种	特点
胸骨左缘上部	肺动脉瓣反流	中音调,第二肋间最响,延胸骨左缘向下传导

续表

部位	病种	特点
胸骨左缘下部	主动脉瓣反流	渐减,高音调,第三肋间最响,向心尖传导
	三尖瓣狭窄	舒张中晚期,吸气时杂音更明显
心尖部	二尖瓣狭窄	轻度柔和的隆隆样杂音

（二）筛查指标2:经皮脉搏血氧饱和度测定,即POX测量(图3-0-2)

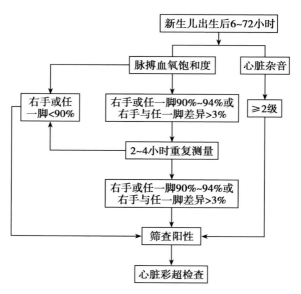

图 3-0-2　POX测量的结果判断

二、双指法筛查阳性新生儿超声心动图筛查流程图

双指法筛查阳性新生儿超声心动图筛查流程图见图 3-0-3。

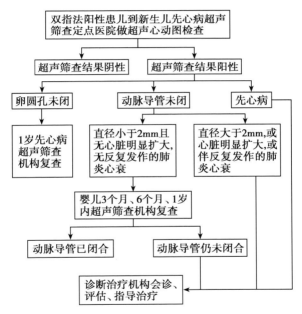

图 3-0-3 双指法筛查阳性新生儿超声心动图筛查流程图

三、新生儿先天性心脏病筛查初步诊断十二标准切面

新生儿先天性心脏病筛查初步诊断十二标

准切面(适用于基层新生儿先天性心脏病筛查机构),见表3-0-4。

表3-0-4　新生儿先天性心脏病筛查初步诊断十二标准切面

剑突下透声窗	剑突下横切面
	剑突下双房切面
	剑突下四腔心切面
	剑突下左心室流出道切面
	剑突下右心室流出道切面
	腹主动脉长轴切面
心尖区透声窗	心尖四腔心切面
胸骨旁透声窗	左心室长轴切面
	心室短轴切面
	心底大动脉短轴切面
胸骨上窝透声窗	胸骨上窝主动脉弓长轴切面
	胸骨上窝主动脉弓短轴切面

四、新生儿先天性心脏病超声明确诊断之标准切面

新生儿先天性心脏病超声明确诊断之标准切面(适用于新生儿先天性心脏病诊断机构),见表3-0-5。

表3-0-5　新生儿先天性心脏病超声明确诊断之标准切面

剑突下透声窗	剑突下横切面
	剑突下双房切面
	剑突下四腔心切面
	剑突下双心室切面

续表

	剑突下左心室流出道切面
	剑突下右心室流出道切面
	腹主动脉长轴切面
心尖区透声窗	**心尖四腔心切面**
	心尖五腔心切面
	冠状静脉窦切面
	左心双腔切面
胸骨旁透声窗	左心室长轴切面
	右心室流入道切面
	右心室流出道切面
	心室短轴切面
	心底大动脉短轴切面
	大动脉短轴左高位切面
	胸骨旁双主动脉长轴切面
胸骨上窝透声窗	胸骨上窝主动脉弓长轴切面
	胸骨上窝主动脉弓短轴切面
	胸骨上窝腔静脉长轴切面
	胸骨上窝左心房肺静脉切面(螃蟹征)

五、新生儿先天性心脏病精确诊断切面

新生儿先天性心脏病精确诊断切面(适用于先天性心脏病诊治中心),见表3-0-6。

表 3-0-6　新生儿先天性心脏病精确诊断切面

新生儿超声心动图检查常用切面	剑突下透声窗	剑突下横切面
		剑突下双房切面
		剑突下四腔心切面
		剑突下双心室切面
		剑突下左心室流出道切面
		剑突下右心室流出道切面
		腹主动脉长轴切面
	心尖区透声窗	心尖四腔心切面
		心尖五腔心切面
		冠状静脉窦切面
		左心双腔切面
	胸骨旁透声窗	左心室长轴切面
		右心室流入道切面
		右心室流出道切面
		心室短轴切面
		心底大动脉短轴切面
		大动脉短轴左高位切面
		胸骨旁双主动脉长轴切面
	胸骨上窝透声窗	胸骨上窝主动脉弓长轴切面（12~1 点方向）
		胸骨上窝主动脉弓短轴切面
		胸骨上窝腔静脉长轴切面
		胸骨上窝左心房肺静脉切面（螃蟹征）

续表

新生儿超声心动图检查特殊切面	左胸骨旁透声窗	左胸骨旁三血管-气管切面
	右胸骨旁透声窗	右侧胸骨旁四腔心切面
		右侧胸骨旁矢状切面
		右侧胸骨旁上腔静脉-奇静脉弓切面

六、重要提示

由于疾病的复杂性和筛查技术的限制,少部分新生儿可能出现双指法筛查阴性或超声筛查阴性(患有先天性心脏病,但双指法筛查阴性或超声筛查阴性)。

建议:所有筛查阴性者如果表现为呼吸急促、发绀、多汗、反复肺炎、体重不增加等情况,应及时到先天性心脏病诊断治疗机构就诊,接受相关检查。

七、新生儿持续肺动脉高压

新生儿持续性肺动脉高压(persistent pulmonary hypertension of the newborn,PPHN)是指出生后肺血管阻力持续性增高,使胎儿型循环过渡至正常成人型循环发生障碍而引起的房水平和/或大动脉水平(动脉导管)血液的右向左分流,临床出现严重低氧血症等症状。

超声诊断新生儿肺动脉高压的标准可根

据：

1. SPAP>35mmHg 或>2/3 体循环收缩压。

2. 存在房水平或大动脉水平（动脉导管）的右向左分流。

八、重症型新生儿先天性心脏病

重症型新生儿先天性心脏病包括危重型（新生儿期 28 天内必须手术干预）和严重型（3个月~1岁内必须手术干预）。

1. 危重型主要包括肺循环依赖动脉导管供血的先天性心脏病（肺动脉闭锁、重症肺动脉瓣狭窄、三尖瓣闭锁、埃布斯坦综合征）、体循环依赖动脉导管供血的先天性心脏病（左心发育不良综合征、主动脉弓离断、重症主动脉瓣狭窄）、其他先天性心脏病（完全性大动脉转位、极重型法洛四联症、完全性肺静脉异位引流、永存动脉干）。

2. 严重型主要包括可迅速进展为肺动脉高压的先天性心脏病（房室间隔缺损、大型室间隔缺损、主肺动脉间隔缺损、大型动脉导管、单支肺动脉异常起源于升主动脉、左心梗阻性疾病引起的传导性肺动脉高压等），压迫气道食道的部分类型的血管环。

（张会欣　贺新建）

参 考 文 献

1. 徐志伟.小儿心脏手术学［M］.北京:人民军医出版社,2006.

2. 李治安.临床超声影像学［M］.北京:人民卫生出版社,2003.

3. Richard A. Jonas. 先天性心脏病外科综合治疗学［M］.刘锦纷,译.上海:世界图书出版公司,2016.

4. Constantine Mavroudis,Carl L. Backer. 小儿心脏外科学［M］.刘锦纷,孙彦隽,译.上海:世界图书出版公司,2014.

5. 任卫东,张玉奇,舒先红.心血管畸形胚胎学基础与超声诊断［M］.北京:人民卫生出版社,2016.

6. Myung K. Park. 实用小儿心脏病学［M］.桂永浩,刘芳,译.北京:科学出版社,2017.

7. 刘延玲,熊鉴然.临床超声心动图学［M］.北京:科学出版社,2014.

8. 董凤群,赵真.先天性心脏病实用超声诊断学［M］.北京:人民军医出版社,2011.

9. Shibayama K, Watanabe H. Clinical use of echocardiography in structural heart disease

[J]. Gen Thorac Cardiovasc Surg, 2016, 64 (7):365-372.

10. Sicari R, Cortigiani L. The clinical use of stress echocardiography in ischemic heart disease [J]. Cardiovasc Ultrasound, 2017, 15 (1):7.

11. Li RJ, Sun Z, Yang J, et al. Diagnostic Value of Transthoracic Echocardiography in Patients With Anomalous Origin of the Left Coronary Artery From the Pulmonary Artery[J]. Medicine(Baltimore),2016,95(15):e3401.

12. 薛超,何怡华,韩建成,等.主动脉瓣下隔膜的超声心动图表现及临床特点分析[J].医学影像学杂志,2019,03:378-380.

13. 叶璐,郭应坤.超声心动图评估心肌病研究进展[J].中国医学影像技术,2019,02:298-301.

14. 贺新建,董凤群,魏九茹,等.超声估算左心室舒张末期容积指数、McGoom比值和Nakata指数对法洛氏四联症术前评估的对比研究[J].中国医学影像学杂志,2010,26(8):716-719.

15. 董凤群,贺新建,刘蕾,等.超声心动图在胸主动脉近端缩窄中的诊断价值[J].中国超声医学杂志,2014,30(3):281-284.

16. 贺新建,魏九茹,刘兰平,等.三维超声心动图对Chiari网的诊断价值[J].中国医学影像学杂志,2015,23（2）:110-113.

17. 赵宁,董凤群,贺新建.食管超声在小儿经胸微创室间隔缺损封堵术中的应用价值[J].中国超声医学杂志,2016,32（10）:905-907.

18. 刘延玲,李靖,王剑鹏,等.超声心动图评价正常心脏结构与功能[J].中华超声影像学杂志,2006,15（1）:13-16.

19. 王芳韵,金兰中,马桂琴,等.超声心动图对新生儿持续肺动脉高压的诊断及疗效评价[J].中国超声医学杂志,2002,18（5）:57-59.

20. 莫莹,丁文虹,季巍,等.超声心动图诊断无顶冠状静脉窦综合征及合并畸形的价值[J].中华实用诊断与治疗杂志,2018,32（1）:77-79.

21. 杨旭,韩建成,张烨,等.心脏肿瘤的超声心动图表现及病理类型分析[J].中国超声医学杂志,2018,34（3）:235-238.

22. 李莉锦,滑少华,孙梦娇,等.超声心动图诊断完全性肺静脉畸形引流的敏感指标[J].中国超声医学杂志,2018,328（2）:123-125.